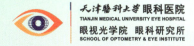

天津医科大学眼科医院
TIANJIN MEDICAL UNIVERSITY EYE HOSPITAL
眼视光学院　眼科研究所
SCHOOL OF OPTOMETRY & EYE INSTITUTE

姊妹篇

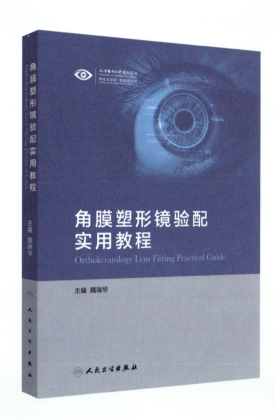

角膜塑形镜验配实用教程

角膜塑形镜验配
实用教程
Orthokeratology Lens Fitting Practical Guide

主编　魏瑞华

主编　魏瑞华

人民卫生出版社

角膜塑形镜验配实用案例解析

Orthokeratology Lens Fitting Practical Case Analysis

主　编　魏瑞华　杜　蓓
副主编　林伟平　刘　琳
编　者　（按汉语拼音排序）
　　　　常鸿玉　天津医大视光技术有限公司
　　　　杜　蓓　天津医科大学眼科医院、眼视光学院
　　　　谷天瀑　天津医科大学眼科医院、眼视光学院
　　　　李　静　天津医科大学眼科医院、眼视光学院
　　　　李　娜　天津医科大学眼科医院、眼视光学院
　　　　厉　娜　天津医科大学眼科医院、眼视光学院
　　　　林伟平　天津医科大学眼科医院、眼视光学院
　　　　刘　琳　天津医科大学眼科医院、眼视光学院
　　　　刘一妩　天津医大视光技术有限公司
　　　　粘　红　天津医科大学眼科医院、眼视光学院
　　　　唐春玉　天津医大视光技术有限公司
　　　　王世同　快视（天津）科技有限公司
　　　　魏瑞华　天津医科大学眼科医院、眼视光学院
　　　　张　曼　天津医大视光技术有限公司
　　　　张红梅　天津医科大学眼科医院、眼视光学院
　　　　赵婧一　天津医大视光技术有限公司

人民卫生出版社
·北　京·

图书在版编目（CIP）数据

角膜塑形镜验配实用案例解析 / 魏瑞华，杜蓓主编 .
北京 ： 人民卫生出版社，2025. 6. -- ISBN 978-7-117
-37381-4

Ⅰ. R778.3

中国国家版本馆 CIP 数据核字第 2025VG2470 号

| 人卫智网 | www.ipmph.com | 医学教育、学术、考试、健康，购书智慧智能综合服务平台 |
| 人卫官网 | www.pmph.com | 人卫官方资讯发布平台 |

角膜塑形镜验配实用案例解析

Jiaomosuxingjing Yanpei Shiyong Anli Jiexi

主　　编：魏瑞华　杜　蓓

出版发行：人民卫生出版社（中继线 010-59780011）

地　　址：北京市朝阳区潘家园南里 19 号

邮　　编：100021

E - mail：pmph @ pmph.com

购书热线：010-59787592　010-59787584　010-65264830

印　　刷：廊坊一二〇六印刷厂

经　　销：新华书店

开　　本：710×1000　1/16　**印张：**11

字　　数：203 千字

版　　次：2025 年 6 月第 1 版

印　　次：2025 年 8 月第 1 次印刷

标准书号：ISBN 978-7-117-37381-4

定　　价：99.00 元

主编简介

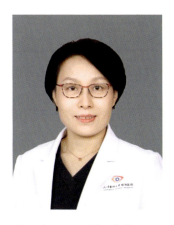

魏瑞华，教授、主任医师、眼科学博士、博士研究生导师，天津医科大学眼科医院、眼视光学院院长。国家健康科普专家库成员，教育部全国综合防控儿童青少年近视专家宣讲团成员，天津市高校"中青年骨干创新人才培养计划"人选，天津市"津门医学英才"人选，天津市人民政府教育督导委员会第七届天津市督学，天津医科大学"新世纪人才"，中华医学会眼科学分会青年委员，中华医学会眼科学分会视光学组委员，天津市医学会眼科学分会常委、眼视光学组副组长，天津市儿童青少年近视防控专家指导委员会主任委员，2020年荣获第四届"国之名医，优秀风范"称号。接受亚太地区及中国 LASIK 准分子激光屈光手术高级培训并获资格证书，亚洲眼视光执业管理协会（AOMA）委员。近几年主要从事青少年近视防控、高度近视并发症，以及接触镜相关诊治和研究工作，共完成白内障、屈光手术、角膜移植手术近万例，擅长各种类型角膜接触镜验配技术及并发症的处理，完成眼科显微手术上万例，同时承担天津医科大学眼科和眼视光学教学管理工作。参与完成多项眼科相关国际研究项目，包括近视眼、屈光手术、角膜地形图、圆锥角膜、干眼研究及常见眼病流行病调查。主持国家自然科学基金项目 3 项，合作主持国家自然科学课题 1 项，承担天津市科学技术委员会课题 4 项、天津市教育委员会课题 2 项、天津市教育委员会社会科学重大立项项目 1 项。共发表专业论文 120 余篇，其中以第一作者及通信作者发表 SCI 论文 80 余篇，参编眼科论著 9 部。获天津市科学技术进步奖三等奖 2 项，获得专利 9 项、软件著作权 1 项，完成成果转化 3 项。

主编简介

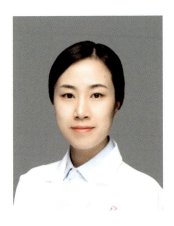

杜蓓,副教授,副主任医师,眼科学博士,硕士研究生导师,天津医科大学眼科医院视光中心主任,教育部全国综合防控儿童青少年近视防控专家宣讲团成员,天津市医师协会康复医师分会常务委员,天津市精准医学技术创新产业联盟专家委员,天津市儿童青少年近视防控医疗卫生专家组成员,天津市中小学生视力健康管理中心办公室副主任。曾赴香港理工大学、美国南加州视光学院交流学习。主要从事眼视光方向包括青少年近视防控以及低视力矫治的临床诊疗和教学工作;参与编写《视力残疾康复服务规范》和《辅助器具适配服务规范 第4部分:助视器》。荣获"人民好医生·青年典范专家"称号,入选"中国眼视光英才培育计划"、天津市高校"优秀青年教师资助计划"、天津医科大学"卓越教师发展支持计划",为全国高等学校本科眼视光学专业"十三五"规划教材《低视力学》编委,现任天津医科大学本科教育教学督导委员会委员。荣获天津医科大学教育教学优秀奖和"优秀教师"称号。主持和参与省部级研究课题、国家自然科学基金项目研究课题多项,近5年以第一作者及通信作者发表SCI论文10余篇,主编、参编眼科专业著作4部。

序

在此,我衷心感谢魏教授的盛情邀请,让我有机会为这本关于角膜塑形镜临床案例分析的专业书籍撰写序言。魏教授的卓越贡献与严谨治学的态度在这一领域内受人尊敬,能够对这样一部重要的专业著作进行推荐,令我倍感荣幸。

在当前全球近视率不断攀升的背景下,视力健康已成为公共卫生领域的一项紧迫议题。根据世界卫生组织的统计,预计到 2050 年,全球近视人群将超过 50%,其中高度近视人群将超过 10%。尤其是在东亚地区,青少年的近视率已达到惊人的水平,部分国家的青少年近视率甚至超过 80%。这一趋势不仅严重影响青少年的学习和生活质量,还可能导致一系列眼部并发症。因此,寻找有效的近视控制方法迫在眉睫。

角膜塑形镜(简称 OK 镜)作为一种延缓近视进展的有效手段而倍受关注。这种特殊的隐形眼镜是在夜间睡眠时配戴,可达到暂时改变角膜前表面形状的效果,使配戴者在白天无需戴镜也能获得清晰的视力。研究表明,角膜塑形镜能够有效延缓儿童和青少年近视的进展,并在提高配戴者生活质量方面发挥重要作用。这一技术的推广为近视防控提供了新的思路和解决方案。

本书的出版,旨在为临床从事相关工作的专业人员,尤其是初学者和学生,提供全面且系统的指导。本书不仅涵盖了角膜塑形镜的基本原理和验配流程,还深入探讨了其临床应用,通过详尽的案例分析、临床实践经验,帮助从业者更好地理解这一技术的价值,并在临床中有效应用。期待书中真实的角膜塑形镜验配案例能为广大专业人士提供具有实践价值的临床洞见及可操作的验配指导。

吕　帆
2025 年 2 月

前　言

近年来,角膜塑形镜(orthokeratology,简称 OK 镜)在儿童青少年近视防控领域迅速发展。作为一项技术含量高、对专业知识和操作技能要求严苛的视光学近视防控手段,对于视光师或医生来说,角膜塑形镜的验配并非单纯的镜片发放或对患者的使用指导,它还涉及患者的一般情况评估、眼健康检查、镜片参数的选择和调整,以及对相关并发症的早期预防和处理等综合方案和策略的制订。因此,对于从业者尤其是初学者而言,熟练掌握系统的案例分析思路和实际操作技能至关重要。

正是基于这一需求,本书收集和整理了本团队多年来临床实践中积累的有关角膜塑形镜验配及其并发症处理的丰富案例,并对这些案例涉及的技术方法进行了深入细致的剖析,希望能够为行业内的初学者提供科学性和实用性兼备的专业指导,提升分析和解决相关临床问题的综合能力。

角膜塑形镜的验配并不是一个简单的机械操作过程,它涉及对患者眼球结构、眼生物学参数、眼表情况等多方面的综合评估能力。由于每个患者的角膜形态和屈光状态不同,角膜塑形镜验配过程的复杂性不言而喻。而且,角膜塑形镜的配戴者多为儿童青少年,其眼球的生长发育尚未完全稳定,眼部生理特点与成人有所不同,使得角膜塑形镜的验配更加具有挑战性。因此,作为验配者,我们不仅需要具备充足的专业理论知识和精湛的操作技能,还必须关注患者间的个体差异性,因人而异地制订个性化验配方案。

角膜塑形镜验配过程中的关键步骤包括初始镜片选择、试戴效果评估、镜片参数调整等,每个环节均要求验配者的理论知识和临床经验达到较高的水平,验配者应通过一系列的细节调整和随访观察,确保镜片对角膜的塑形效果达到预期,并避免因不当验配导致的角膜损伤或其他并发症。角膜塑形镜验配过程的复杂操作正是本书所涵盖的主要内容,作者还希望通过具体案例的解析,使初学者能够直观地理解并掌握这些操作的关键点。

尽管角膜塑形镜验配技术得到了不断的进展和优化,其安全性和有效性已经得到了广泛认可,但这并不意味着在实际操作中不存在任何风险。任何一项技术在实际应用过程中都不可避免地会遇到各种问题和挑战,角膜塑形镜的验配同样如此。儿童青少年在角膜塑形镜配戴过程中的眼干、角膜上皮损伤甚至角膜感染等并发症,在不同阶段都有可能发生。如何早期发现这些问题并采取及时有效的干预措施,是每位验配者必须掌握的核心技能。

　　案例的学习及分析不仅仅是对验配者理论知识的补充和完善,更是将这些理论知识应用于临床实践的有效途径。通过本书中的真实案例,读者可以系统地了解不同类型患者的验配过程及其随访结果,以期能够为大家的工作提供更多的参考。希望本书中的案例能够帮助从业者在角膜塑形镜应用的专业道路上走得更远。

　　期待与每一位同行在未来的角膜塑形镜验配实践中共同进步!

魏瑞华　杜　蓓

2025 年 2 月

目 录

第一章

角膜塑形镜基础知识及规范化验配流程

一、角膜塑形镜基础知识

目前临床上使用的角膜塑形镜镜片设计主要有两种，一种是视觉重塑设计（vision shaping treatment，VST），大部分塑形镜品牌采用的是 VST 设计；另一种是角膜屈光重塑设计（corneal refractive technology，CRT）。VST 及 CRT 镜片设计均可以制造环曲面镜片，即 VST、CRT 的 toric 镜片设计。

（一）VST 设计

VST 设计的镜片共有四个弧段，分别为基弧区（base curve，BC）（又称中央光学区或治疗区）、反转弧区（reverse curve，RC）、定位弧区（alignment curve，AC）（又称配适弧区）和周边弧区（peripheral curve，PC）（图 1-1-1）。

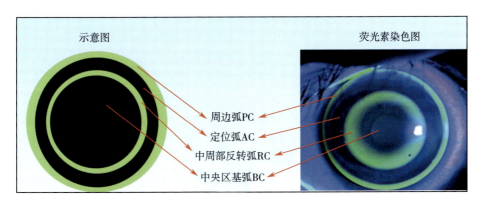

图 1-1-1　VST 设计的镜片各弧区分布及位置图

1. BC BC 通常为球面,随近视度数的增加而变平坦,通过镜片与角膜间泪液负压对角膜中央区的向下的压力改变中央角膜曲率,提升白天裸眼视力。一般情况下,BC 曲率等于 FK-S-Jessen factor,其中 FK 为角膜平坦主子午线曲率值(flat keratometry value,FK),S 为球镜度数,Jessen factor 为过矫系数(通常为 0.75D 或 0.50D)。特殊情况下 BC 曲率会调整过矫系数,例如角膜厚度过厚(大于 600μm)时过矫系数可以加至 1.0~1.50D。随着镜片设计理念的提升,部分品牌镜片的 BC 从球面调整为非球面,后者计算方法同球面一致。

2. RC 该弧区通过泪液流体力学效应对角膜组织产生负压外拉的作用。该区域越陡峭,角膜塑形的速度越快。RC 的曲率越陡峭,镜片整体的矢高会变高,使得镜片远离角膜,镜片配适更安全。然而,并非 RC 曲率越陡峭越好,过于陡峭的 RC 会使得镜片配适拱顶,造成塑形力欠佳或地形图中央岛。RC 的宽度和曲率在临床上通常较少改动,以下两种情况可以考虑修改 RC 的曲率半径或者宽度:第一种情况为角膜偏心率(e 值)小的角膜(e<0.4)或大 e 值的角膜(e>0.7),此时可以分别考虑以 RC+0.1/0.2mm(小 e 值)或者 RC–0.1/0.2mm(大 e 值)进行调整,以改变整体镜片矢高,使镜片配适更趋于标准状态。不同品牌的镜片调整 RC 的方式各异,可以用 D 或者毫米(mm)或者矢高表示,比如 RC–0.2mm=RC+1.00D≈矢高抬高约 20μm,应根据不同镜片品牌的要求选择合适的表达方式。第二种情况多见于为了增大镜片的塑形力而增大 RC 宽度,例如对于低年龄低度数容易造成近视进展的患者,建议缩小 BC 直径,例如 BC 由 6mm 改为 5.6mm,而减小的 0.4mm 可以考虑一部分用于增大 RC 宽度,即 RC+0.1mm,剩余部分增加 AC,即 AC+0.1mm,这样的调整可以让塑形光学区整体变小,小光学区更有利于近视的控制。

3. AC 该弧区的作用是使镜片定位居中,保证塑形矫正效果。VST 设计的 AC 多可分为 AC1 和 AC2 弧区,AC1 靠近角膜中央,曲率较陡峭,AC2 与 AC1 相连,曲率较平,AC1 与 AC2 的差值通常为 1.0~1.50D,临床上说的 AC 默认为 AC1,对于 e 值特殊的角膜,在中央区配适合适的情况下,周边的配适镜片可以通过调整 AC2 来改变,例如大 e 值的角膜如镜片中央配适良好,周边配适 AC 较紧,PC 变细,镜片配适偏紧,此时可以考虑放松 AC2,将 AC1 和 AC2 的差值由原来的 1.50D 调整为 1.75D。值得特别注意的是,不同品牌的塑形镜调整 AC2 对镜片整体配适产生的影响并非一致,在缺少经验的情况下,不建议首次放松 AC2 达 0.5D 以上。临床上 AC 弧的宽度也经常做调整,一般是因为调整了镜片整体直径,例如镜片由标准直径 10.6mm 调整为 11.2mm 大直径时,增大的 0.6mm 直径通常默认都增加在 AC 宽度上,为了避免 AC 过宽,可以将增加的 0.6mm 均匀分布在各个弧段,处方时备注即可。缩小镜片时更应该关注 AC 宽度,例如镜片直径从 10.6mm 调整为 10.0mm,如果直径缩小的 0.6mm 默认都是减小 AC 宽度,容易造成 AC 宽度过细,导致 AC 不密闭而塑形力下降,因此建议将缩小的 0.6mm 分散为 BC-0.4mm 和 AC-0.1mm,这样各弧段的宽度比例更为协调。随着镜片设计的革新,数个品牌的塑形镜 AC 由双弧段演变为多弧段(非球面设计),非球面设计的 AC 镜片与角膜贴合的更好,与同参数的球面 AC 镜片相比,非球面 AC 镜片配适偏松,临床实践中提示我们,要达到同样的镜片配适,非球面 AC 镜片需要在球面镜片的基础上收紧 AC (0.50~0.75D)。

4. PC　该弧区有利于泪液交换,提高戴镜安全性。

PC 的宽度和角度在临床上调整的空间有限,通常较少做调整。调整 PC 的角度可以改善泪液交换效率或提高镜片配戴的舒适性。

(二) CRT 设计

CRT 设计主要有三个参数,分别是 BC、反转弧高度(return zone depth, RZD)和着陆角(landing zone angle,LZA)(图 1-1-2)。反转区的截面呈 S 形曲线,衔接 BC 和 LZA 两个区域,作用等同于 VST 设计的 RC;着陆区的作用类似 VST 设计中的 AC,但着陆区实际上是切线而不是弧区。LZA 为着陆区截面与水平方向的夹角。

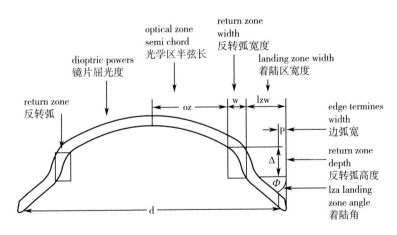

图 1-1-2　CRT 设计示意图

CRT 角膜塑形镜常见的有 3 个参数,例如 86-525-33,分别代表光学区曲率半径(BOZR,back optic zone radius,BOZR)、RZD 和 LZA,3 个参数的具体计算方法推演展示如下,仅供参考。

计算之前我们先回顾一下 CRT 的基本参数(表 1-1-1)。

表 1-1-1　CRT 的基本参数　　　　　　　单位:mm

DIA	BC	RC	延续宽度
10.5	6	1.0	1.25

注:DIA=diameter,BC=base curve,RC=reverse curve.

标准片直径:10.5mm(调整范围 9.5~12.0mm,0.5mm 一挡);RZD 高度:500~575μm(25μm 一挡);LZA:−31°~−35°(每挡矢高变化 15μm);屈光力值:+0.50D。

1. BC 的计算　BC 可以理解为光学区的降幅期望值,也就是说如果一个患者站在你面前,那么此刻他的近视度数和角膜形态是一个固定值,因此他所配戴的塑形镜的 BC 也是一个固定值,即 FK 减去近视度数(绝对值)再减去过矫正值,无论是 VST 设计还是 CRT 设计都是如此,即 BC=FK−F−0.50(CRT 的过矫系数即 Jessen factor,为 +0.50D)。例如一个患者右眼近视度数为 −3.00DS,FK 为 43.00D(不考虑陡峭子午线 K,镜片 BC 区为球面,陡峭子午线方向同样也要降低至目标降幅并抵消角膜散光),那么 BC 的曲率为 43−3−0.5=39.50D,$F=(n'−n)/r$。其中 F 为角膜屈光力(dioper,D)即 39.50D;r 为角膜曲率半径;n' 为角膜的屈光指数,通常为 1.3375;n 为空气的屈光指数,为 1.0,则 BC 区曲率半径为 337.5/39.50=8.54mm。所以符合该患者的镜片 BC 曲率半径约为 8.5mm。

2. RZD 的计算　RZD 和 LZA 的计算过程较为复杂。为了方便 RZD 的计算,我们分成几个步骤完成:

步骤一:计算角膜上半弦长为 y 的点的曲率半径(轴向曲率半径,axial radius)。

角膜形态示意图见图 1-1-3。

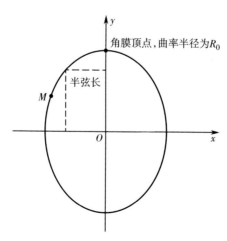

图 1-1-3　角膜形态示意图

设已知角膜顶点曲率半径为 R_0,角膜形状因子为 p,角膜上有任意一点 M,RZD 的计算方法及公式如下。

设角膜所在曲线方程为:$\dfrac{y^2}{a^2}+\dfrac{x^2}{b^2}=1$

其中 a 为长半轴,b 为短半轴,整理得:$y^2=a^2-\dfrac{a^2}{b^2}x^2$

所以 $y=\pm\sqrt{a^2-\dfrac{a^2}{b^2}x^2}$(负值舍去)即 $y=\sqrt{a^2-\dfrac{a^2}{b^2}x^2}$

对 y 求导得:$y'=\dfrac{1}{2}\dfrac{1}{\sqrt{a^2-\dfrac{a^2}{b^2}x^2}}\left(-2\dfrac{a^2}{b^2}x\right)$

整理得:$y'=-\dfrac{a^2x}{b^2\sqrt{a^2-\dfrac{a^2x^2}{b^2}}}$ ①式

对 y 进行二阶求导得:$y''=\dfrac{(-a^2x)'\sqrt{a^2b^4-a^2b^2x^2}-\sqrt{a^2b^4-a^2b^2x^2}\,'(-a^2x)}{a^2b^4-a^2b^2x^2}$

整理得:$y''=\dfrac{-a^4b^4}{\left(a^2b^4-a^2b^2x^2\right)^{\frac{3}{2}}}$ ②式

我们再设与 M 点相邻一点为 M',角膜所在曲线中 x 增量为 Δx,对应弧的增量为 Δs(图 1-1-4)。

则:$\dfrac{\Delta s}{\Delta x}=\dfrac{\widehat{MM'}}{|MM'|}\dfrac{|MM'|}{\Delta x}=\dfrac{\widehat{MM'}}{|MM'|}\dfrac{\sqrt{(\Delta x)^2+(\Delta y)^2}}{\Delta x}$

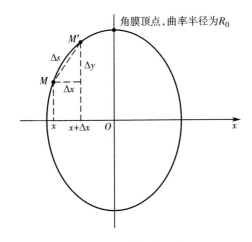

图 1-1-4　角膜计算示意图

整理得:$\dfrac{\Delta s}{\Delta x}=\pm\dfrac{\widehat{MM'}}{|MM'|}\sqrt{1+\left(\dfrac{\Delta y}{\Delta x}\right)^2}$

因为:$\lim_{\Delta x\to 0}\dfrac{\widehat{MM'}}{|MM'|}=1$(负值舍去) $\lim_{\Delta x\to 0}\dfrac{\Delta y}{\Delta x}=y'$

所以:$\dfrac{ds}{dx}=\pm\sqrt{1+\left(y'\right)^2}$(负值舍去)

所以 $ds=\sqrt{1+\left(y'\right)^2}\,dx$

设 M 到 M' 的切线转向角为 α(图 1-1-5):

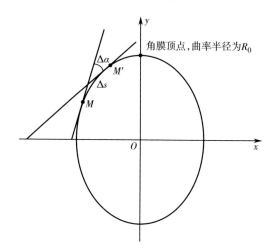

图 1-1-5 角膜计算示意图

曲率 $K=\lim_{\Delta s\to 0}\left|\dfrac{\Delta\alpha}{\Delta s}\right|=\left|\dfrac{d\alpha}{ds}\right|$

因为 $y'=\tan\alpha$ 所以 $y''=\sec^2\alpha$

所以:$\dfrac{d\alpha}{dx}=\dfrac{y''}{1+\tan^2\alpha}=\dfrac{y''}{1+\left(y'\right)^2}$

前面已求得:$ds=\sqrt{1+\left(y'\right)^2}\,dx$

所以:$K=\dfrac{|y''|}{\left(1+y'^2\right)^{\frac{3}{2}}}$

曲率半径 $\rho=\dfrac{1}{K}=\dfrac{\left(1+y'^2\right)^{\frac{3}{2}}}{|y''|}$

(注:此点的曲率半径是指地形图中切线图的曲率半径,也就是点 M 真实的曲率半径,而非我们所求的轴向图的曲率半径)

因为在轴向图中是以 y 轴为共轴,所以点 $(0,a)$ 的真实曲率半径 ρ_a 为轴向

图中的 R_0 :

所以 : $R_0 = \dfrac{(1+y'^2)^{\frac{3}{2}}}{|y''|}$

把①式和②式代入得 : $R_0 = \dfrac{(a^2b^4-a^2b^2x^2)^{\frac{3}{2}}\left(\dfrac{1+a^2x^2}{a^2b^4-a^2b^2x^2}\right)^{\frac{3}{2}}}{a^2b^4}$

当 $x=0$ 时 , $R_0 = \dfrac{b^2}{a}$ 　　　　　　　　　　　　　　　③式

由椭圆的基本性质知 :

$e = \dfrac{c}{a}$ 　 $a^2 = b^{2+}c^2$

(c 为半焦距 , a 为长半轴 , b 为短半轴)

所以 $a^2 = b^2 + (ea)^2$

整理得 : $e = \sqrt{1-\dfrac{b^2}{a^2}}$

因为角膜形状因子 $p = 1-e^2$

所以 : $p = \dfrac{b^2}{a^2}$ 　　　　　　　　　　　　　　　　　　④式

将③式和④式代入角膜所在曲线方程为 : $\dfrac{y^2}{a^2} + \dfrac{x^2}{b^2} = 1$

得 : $x^2 p + y^2 p^2 = R_0^2$

整理得 : $y = \sqrt{\dfrac{R_0^2 - x^2 p}{p^2}}$ 　　　　　　　　　　　　　⑤式

设点 M 横坐标为 m , 则 M 点坐标为 $\left(m, \sqrt{\dfrac{R_0^2 - m^2 p}{p^2}}\right)$

因为 $y = \sqrt{\dfrac{R_0^2 - m^2 p}{p^2}}$

所以 $y' = \dfrac{1}{2}\dfrac{1}{\sqrt{\dfrac{R_0^2 - m^2 p}{p^2}}}\left(\dfrac{-2m}{p}\right)$

整理得 : $y' = -\dfrac{m}{\sqrt{R_0^2 - m^2 p}}$

则点 M 的斜 $k = \dfrac{-m}{\sqrt{R_0^2 - m^2 p}}$

过 M 做 M 点的斜率 k 所在直线 l 的垂线交 y 轴于 N 点 (图 1-1-6) :

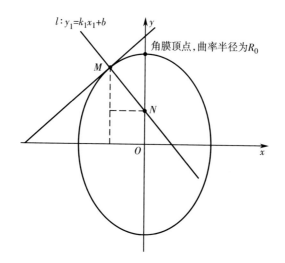

图 1-1-6 角膜计算示意图

设直线 MN 的方程为：$y_1=k_1x_1+b$

因为 $k_1k_1=-1$ 所以 $k_1=\dfrac{\sqrt{R_0{}^2-m^2p}}{m}$

所以：$y_1=\left(\dfrac{\sqrt{R_0{}^2-m^2p}}{m}\right)x_1+b$ ⑥式

因为点 M 在直线 MN 上，把 M 点代入⑥式得：

$$y_1=\left(\frac{\sqrt{R_0{}^2-m^2p}}{m}\right)x_1+\frac{\sqrt{R_0{}^2-m^2p}}{p^2}-\sqrt{R_0{}^2-m^2p}$$

所以 M 和 N 在垂直方向的距离为：

$$\frac{\sqrt{R_0{}^2-m^2p}}{p}-\left(\frac{R_0{}^2-m^2p}{p^2}-\sqrt{R_0{}^2-m^2p}\right)=\sqrt{R_0{}^2-m^2p}$$

因为 M 和 N 在水平方向的距离为 $|m|$

所以 M、N 两点的距离为：$\sqrt{m^2+\left(\sqrt{R_0{}^2-m^2p}\right)^2}=\sqrt{R_0{}^2-m^2p+m^2}$
m 即半弦长的大小

所以角膜上半弦长为 y 的点的曲率半径为：

$y=\sqrt{R_0{}^2-y^2p+y^2}$ ⑦式

步骤二：计算角膜上半弦长为 y 的截面上的矢高，见图 1-1-7。

前面已求得将③式和④式代入角膜所在曲线方程为：

$$x^2p+y^2p=R_0{}^2$$

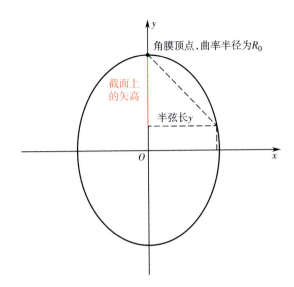

图 1-1-7　角膜计算示意图

所以 $y=\sqrt{\dfrac{R_0{}^2-m^2p}{p^2}}$

③式除以④式得：$a=\dfrac{R_0}{p}$　　　　　　　　　　　　　　　　　　　　　　⑧式

半弦长即为 x 在第一象限内的值，其截面上的矢高 $=a-y$

将⑤式和⑧式代入得：

$$a-y=\frac{R_0}{p}-\sqrt{\frac{R_0{}^2-x^2p}{p^2}}=\frac{R_0-\sqrt{R_0{}^2-x^2p}}{p}$$

当半弦长为 y 时，第一象限内 x 取值为 y

所以角膜上半弦长为 y 的截面上的矢高 $=\dfrac{R_0-\sqrt{R_0{}^2-y^2p}}{p}$　　　　⑨式

下面我们开始计算 RZD：

RZD 衔接 BC 和 LZA 的，以 10.5mm 标准镜片为例，水平宽度为 1mm，RZD 代表的矢高可以近似理解为 3mm 半弦长在镜片上对应的矢高和 4mm 半弦长在角膜上对应的矢高的差（图 1-1-8）。

例如患者 R_0=43.00D 即 7.85mm（可由角膜地形图获取），FK=42.50D，F=−3.00DS，e=0.5 即 p=0.75，BOZR=$\dfrac{337.5}{42.50-3-0.5}$=8.65。

因为 BC 为球面，根据圆中弦长和矢高关系，由勾股定理得到：3mm 半弦长镜片矢高 =BOZR−$\sqrt{\text{BOZR}^2-3^2}$=0.535（图 1-1-9）。

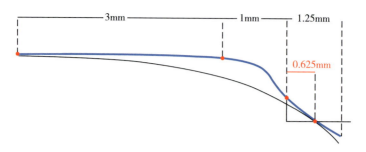

图 1-1-8　CRT 标准镜片横切面示意图

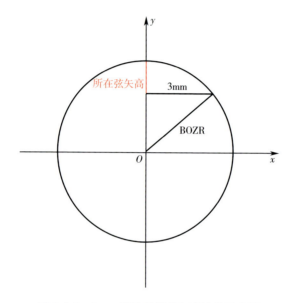

图 1-1-9　3mm 半弦长镜片矢高计算示意图

由⑨式得知:4mm 半弦长角膜矢高 $= \dfrac{R_0 - \sqrt{R_0^2 - 4^2 p}}{p} = 1.074$,所以 RZD=4mm 半

弦长角膜矢高 $-$3mm 半弦长镜片矢高 $= \dfrac{R_0 - \sqrt{R_0^2 - 4^2 p}}{p} - \left[\text{BOZR} - \sqrt{\text{BOZR}^2 - 3^2} \right] =$

1.074$-$0.535=0.539mm(539μm),即对应参数 525,其他同理。

3. LZA 的计算　在镜片设计模型中,LZA 为切线且位置不同,一般为 LZA 水平宽度的 1/4、1/3、1/2,原因是真实角膜形态的周边平坦化速度要比曲线方程的模拟参数变化更快。

一般设计中对同一个患者选择的镜片直径大小会直接地影响切点位置。通常 11mm 以上的镜片采用 1/4 作为切点,10.6mm 以下的镜片采用 1/2 作为切点,我们以 CRT 的标准镜片为例,采用 1/2 作为切点位置介绍计算方法。

例如患者 FK=42.50D,F=-3.00DS,R_0=43.00D,e=0.5(p=0.75)。以试戴直径 10.5mm CRT 试戴片为例。在镜片设计原型中,镜片矢高 = 角膜矢高 + 角膜泪液层间隙(一般指顶点泪液层间隙,约为 10μm)。切点位置以内为 LZA 的有效矢高(1.25/2=0.625),所以以切点的位置计算代入上面的公式,BC 的矢高 +RZD 区矢高 +LZA 处有效矢高 = 切点在角膜上的矢高 +10μm(图 1-1-10)。

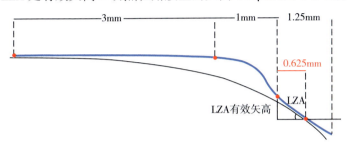

图 1-1-10 LZA 计算示意图

代入后:

BC 的矢高 $=BOZR-\sqrt{BOZR^2-3^2}$

RZD 区矢高 $=\dfrac{R_0-\sqrt{R_0^{\ 2}-4^2p}}{p}-\left[BOZR-\sqrt{BOZR^2-3^2}\right]$

LZA 处有效矢高 $=0.625\times\tan\beta$(设 LZA 为 $\beta°$)

切点在角膜上的矢高 $=\dfrac{R_0-\sqrt{R_0^{\ 2}-4.625^2p}}{p}$

所以:

$$BOZR-\sqrt{BOZR^2-3^2}+\dfrac{R_0-\sqrt{R_0^{\ 2}-4^2p}}{p}-\left[BOZR-\sqrt{BOZR^2-3^2}\right]+0.625\tan\beta$$

$$=\dfrac{R_0-\sqrt{R_0^{\ 2}-4.625^2p}}{p}+10μm$$

整理得:$\beta=\arctan\left[\dfrac{\sqrt{R_0^{\ 2}-4^2p}-\sqrt{R_0^{\ 2}-4.625^2p}+0.01p}{0.625p}\right]$

所以 $\beta=33°$

结论:

1. $BC=\dfrac{337.5}{FK-F-0.5}$

2. $RZD=RZD=\dfrac{R_0-\sqrt{R_0^{\ 2}-4^2p}}{p}-\left[BOZR-\sqrt{BOZR^2-3^2}\right]$

3. $LZA=\arctan\left[\dfrac{\sqrt{R_0{}^2-4^2p}-\sqrt{R_0{}^2-4.625^2p}+0.01p}{0.625p}\right]$

以上为 CRT 镜片 3 个参数的精确计算方法,常规 10.5mm 试戴片是 e 值为 0.5,所以如果假设患者的 e 值是固定的,那么 RZD 与 R_0 和 F 有关,而 LZA 只与 R_0 有关。

根据整体的数据归纳与计算得出的初选试戴片参数选择如图 1-1-11 所示(适合初学者使用)。

$BC=337.5/(FK-F-0.50)$

FK+F	RZD
39.25~42.75	500
43.00~46.25	525
46.50~49.50	550
49.75~53.00	575
≥53.25	600

FK	LZA
≤39.75	31
40.00~42.00	32
42.25~44.00	33
44.25~46.25	34
46.50~48.25	35
≥48.5	36

图 1-1-11　CRT 选片参考图

请思考:角膜 e 值对选择的参数毫无影响吗?

R_0 同样为 7.85mm 时,我们将 e 值调整为 0.7,则 RZD 和 LZA 的变化为:RZD($e=0.7$ 时)=0.511mm,RZD($e=0.5$ 时)=0.539mm,二者的差别为 28μm,相当于 0.2 的 e 值变化仅仅对应一挡位的 RZD 变化。

下面再计算 LZA:LZA($e=0.7$ 时)=31.53°,LZA($e=0.5$ 时)=32.67°,二者的差别为 1.14°,矢高差为 17μm,相当于 0.2 的 e 值变化仅仅对应一挡位的 LZA 变化。

所以在整体计算中,e 值大小的变化对相应的 CRT 的参数影响较小,CRT 初始试戴片可以在不考虑 e 值的情况下进行选择,并在试戴评估中再一同调整。

总结:

初学者可以根据下面由数据归纳总结的参数选择表格(图 1-1-11)直接选择初始试戴片:FK 为平坦主子午线曲率值 K,F 为球镜度数,取绝对值。经验丰富者可以运用计算的方式将 e 值一同纳入计算,得出所需参数,即

$$BC=\frac{337.5}{FK-F-0.5}$$

$$RZD=RZD=\frac{R_0-\sqrt{R_0{}^2-4^2p}}{p}-\left[BOZR-\sqrt{BOZR^2-3^2}\right]$$

$$LZA=\arctan\left[\frac{\sqrt{R_0{}^2-4^2p}-\sqrt{R_0{}^2-4.625^2p}+0.01p}{0.625p}\right]$$

注:R_0 可从地形图取得,或采用穷举法估算,与 FK 有区别,但差异不会非常大,Tomey 地形图可直接得到 R_0;p 为 Pantacam 中的 p 值,与 e 值的关系为 $p=1-e^2$;BOZR 为 BC 后表面的曲率半径,在 CRT 设计中 BOZR=FK$-F$$-0.5$(FK 为平坦主子午线曲率值 K,$F$ 为球镜度数,取绝对值)。

表格中所示的用归纳法得到的总结与抽卡和软件方法得到的结果是一致的,但纯计算法得到的结果可能会略有不同,这里应提醒的是,RZD 是核心调整选项,其调整方法主要用来把控镜片整体的矢高,LZA 用来控制切点位置和周边配适,我们需要联动调整并对不同的 RZD 和 LZA 进行组合,同时控制好顶点的泪液层间隙,以达到最终的理想矢高状态、切点位置和周边配适。

(三) VST 与 CRT 的环曲面(散光)设计

VST 的环曲面设计也叫 toric 设计,常规的 AC 弧为球面,当遇到有角膜散光的情况时,角膜的不规则度增加,当角膜散光的范围延伸到中周部角膜(半径 4mm 以外)时,则影响 AC 弧的密闭。临床上常用角膜 4mm 半径处水平和竖直方向的高度差来判断是否需要使用环曲面设计的镜片。该处的高度差在角膜地形图的高度图可以获得,临床上通常认为高度差为 30μm 时可以使用 1.5DC 的镜片,高度差每增加 15μm,则增加 0.5D 的散光量。这个规则同样适用于 CRT 的双矢高设计,注意不同品牌的镜片对于散光度的包容度不一样,这个规则可以用来选择散光的试戴片,以确定最终的散光量,还需要结合荧光染色结果配适。散光片的配适评估可以理解为水平和垂直两个方向的球面塑形镜的验配,通过调整两个方向上的各弧段参数来达到相对标准的配适状态。

二、角膜塑形镜规范化验配流程

(一) 配前检查

角膜塑形镜的配前检查是为了评估配戴者的眼部和全身情况,以确定配戴者是否适合配戴角膜塑形镜,其检查结果可为选择合适的镜片参数提供依据,并可预测戴镜后的效果。角膜塑形镜配前检查分为必查项目和选择性检查项目。

必查项目包括:

1. 问诊咨询 问诊是角膜塑形镜配戴前必不可少的项目,通过问诊可以了解患者配镜的主要目的、随访的依从性以及对配戴的期望值是否合理。

主要的问诊内容包括以下几点。

(1) 个人资料,包括姓名、性别、年龄等。依据国家相关政策规范,角膜塑形镜配戴者年龄应满 8 周岁。

(2) 配戴者的近视进展情况以及目前采取的近视干预措施,如是否用过低浓度阿托品滴眼液点眼,是否接受过低强度红光重复照射等。

(3) 配戴者的家族病史、全身病史以及用药情况,如是否有过敏史、甲状腺功能亢进、鼻炎、特异性皮炎、糖尿病等。

季节性过敏性结膜炎者非常常见,对这种类型的配戴者应评估其过敏的轻重程度(如是否常年过敏,既往眼表组织是否有大量的滤泡或乳头等),偶尔过敏者可以试戴,根据试戴结果评估是否可以验配,若试戴无不适可以考虑验配。受检眼为过敏期早期者应及时给予药物进行预防,有眼部不适症状时可以暂时停戴并用药进行干预。常年过敏者不建议配戴角膜塑形镜,可采用框架眼镜配戴的方法控制近视进展。甲状腺功能亢进患者临床上较为少见,在现有的案例中发现,此类患者角膜塑形时白天裸眼视力提升困难,但近视控制效果尚可,其视力提升速度慢可能与角膜生物力学特性的改变有关。糖尿病患者的配戴者在临床上少见,此类患者配戴时需要考虑其泪液质量的变化、血糖控制情况及眼底有无病理改变。

(4) 患者配镜的目的,包括控制近视发展目标、白天是否需要摘镜或者职业需要等。

2. 视力检查 应检查裸眼视力和戴镜视力,测定时采用国际标准视力表或对数视力表。应关注从未戴过眼镜的患者,此类患者屈光不正由于长时间欠矫,矫正视力可能无法达到 1.0,但这种情况并非属于弱视,这种患者配戴角膜塑形镜后矫正视力很快就能达到正常视力。弱视的患者不建议验配角膜塑形镜。

3. 裂隙灯显微镜检查 塑形镜配戴前进行裂隙灯显微镜检查是为了评估眼部情况,确定适应证和禁忌证,检查的流程如下。

(1) 眼睑、睑缘和睫毛 观察是否存在倒睫、睑缘炎、眼睑闭合不全、睑板腺囊肿、睑裂过小等情况。存在严重倒睫、睑缘炎及眼睑闭合不全合并角膜上皮损伤者,应进行提前干预,待角膜损伤修复后再考虑塑形镜验配。

(2) 泪器和泪膜 观察是否患有干眼、急慢性泪囊炎等。

(3) 结膜 多见过敏性结膜炎、季节性眼痒、慢性结膜炎等。

(4) 角膜 检查是否有陈旧性角膜瘢痕、角膜血管翳、角膜干燥斑等。

(5) 前房深度与前房闪辉(提示活动性炎症)、虹膜(瞳孔是否等圆,是否先天发育异常)、晶状体(观察其透明性,有无先天性白内障)。

4. 眼底检查　使用直接检眼镜、间接检眼镜或者眼底照相法观察视盘颜色、杯盘比(cup/disc,C/D)、黄斑区、视网膜血管等,排除影响视功能的眼底病变如视网膜出血、黄斑水肿或变性等。

5. 眼压测定　可使用非接触性压平式眼压计或者接触式 iCare 眼压计测定眼压。眼压正常值为 10~21mmHg,测量眼压可以排除青光眼。眼压测量值与角膜厚度密切相关,可使用 CORVIS 眼反应分析仪测量角膜的生物力学特征,排除角膜厚度对测量的眼压值的影响。

6. 眼相关参数的获取

(1) 使用 IOL Master 或者 Lenstar LS 900 光学生物测量仪采集角膜直径、角膜曲率、中央角膜厚度、瞳孔直径、前房深度、晶状体厚度、眼轴长度等数据,有助于合适的角膜塑形镜处方的确定,并观察其配戴效果。

(2) 利用角膜内皮细胞仪的显微照相技术观察角膜内皮细胞的密度、形态、大小和规则性等,并与同年龄人群角膜内皮细胞密度正常值(表 1-1-2)进行比较。应对角膜塑形镜配戴前后角膜内皮细胞变化情况进行评估,从而判断角膜塑形镜的透氧性以及安全性。

表 1-1-2　不同年龄人群角膜内皮细胞的正常参考值

	年龄 / 岁	数值
细胞密度(细胞数 /mm^2)	20	>3 000
	60	2 400~2 700
异常值	<2 000(500~700 以下可能发生大泡性角膜病变)	
细胞面积的变异系数	20	0.25 左右
	60	≤0.35
异常值	>0.35	>0.35
细胞六边形率	20	70% 左右
	60	60% 左右
异常值	<55%	<55%

7. 角膜地形图检查　角膜地形图在角膜塑形镜验配前的检查和验配后随访中发挥重要作用。角膜地形图在塑形镜验配中的作用包括:

(1) 评估角膜形态。

(2) 选择试镜片参数。

（3）评估配戴效果。

（4）更换镜片参数。

（5）定制特殊镜片。

8. 屈光不正检查

（1）患者屈光不正的检查一般采用主观电脑验光仪与客观综合验光仪相结合的方法。

（2）初次验光的患者为了排除假性近视应进行散瞳验光。

选择性检查项目包括：

1. 双眼视功能检查

（1）视功能检查的必要性。

（2）了解配戴者验配前的双眼视功能情况。

（3）预测塑形镜配戴后的视觉效果。

（4）为达到最佳视觉质量和为近视防控提供合理化建议。

2. 眼表分析相关检查。

3. 对比敏感度检查。

4. 视觉质量检查，例如视觉质量分析系统 -Ⅱ（optical quality analysis system-Ⅱ，OQAS-Ⅱ）、光程差（optical path difference，OPD）。

（二）角膜塑形镜配戴者选择

1. 配戴者筛选

（1）对角膜塑形镜的潜在风险不了解或不重视，不能按时复诊者不宜配戴角膜塑形镜。

（2）有全身性疾病，如糖尿病、类风湿性关节炎等免疫性疾病患者，严重过敏体质或精神病患者不适合配戴角膜塑形镜。

（3）眼部活动性炎症、严重干眼或角膜病变、其他器质性眼病如青光眼、眼底病等、以及独眼患者均不适合配戴角膜塑形镜。

（4）个人卫生不良者不适合配戴角膜塑形镜。

（5）妊娠、哺乳者或因职业特殊无法保持手部或脸部清洁者不适合配戴角膜塑形镜。

（6）8 岁以下儿童验配角膜塑形镜应经由经验丰富的医师酌情考虑[《角膜塑形镜验配流程专家共识（2021）解读》]。

（7）角膜形态过于陡峭或者明显不规则者、眼压过高（>21mmHg）或过低（<10mmHg）者均应谨慎验配[《中国角膜塑形用硬性透气接触镜验配管理专家共识（2016 年）》]。

2. 角膜塑形镜的适应证及禁忌证　角膜塑形镜的适应证主要包括主观适

应证和客观适应证。

（1）主观适应证

1）治疗方面：矫治屈光不正，控制近视发展。

2）职业方面：特殊职业需求如演员、运动员、公务员等。

3）心理方面：能够理解角膜塑形镜的作用机制和实际效果，并有良好的依从性，能遵医嘱按时复查并按时更换镜片的患者；不愿意配戴框架眼镜，又不愿接受屈光矫治手术，对角膜塑形镜配戴有合理期望值的患者。

（2）客观适应证

1）近视在 –0.75~–6.00D 范围内者，低于 –4.00D 为角膜塑形镜的理想矫治范围。–6.00D 以上近视患者应由有经验的医师酌情考虑验配处方；有的患者需要同时配戴角膜塑形镜联合框架眼镜。

2）顺规散光 <–1.75D、逆规散光 <–1.00D。散光 1.50D 以上的患者配戴角膜塑形镜须由有经验的医师酌情考虑验配处方。

3）角膜曲率为 40.00~46.00D 者。角膜曲率过平或过陡应由有经验的医师酌情考虑验配处方。

4）角膜形态从中央到周边逐渐平坦，且 e 值较大者较为合适。

5）瞳孔大小正常者。

（三）试戴验配

1. 经验试戴验配法　角膜塑形镜经验验配法的第一步是进行试戴评估。试戴评估是硬性角膜接触镜验配过程中不可或缺的一步，其主要目的一是判断患者是否真的适合配戴塑形镜，二是确定定制所需的镜片参数。

通过试戴我们可以评估患者对角膜塑形镜的接受程度，观察患者配戴后眼表是否有不良反应。在实际验配中经常出现一些患者试戴后才发现并不适合角膜塑形镜验配的情况，例如眼睑过紧造成镜片偏移，无法居中定位；角膜表面形态不规则或张力不均匀，尽管镜片松紧度良好，但仍发生偏位。

试戴的第二个目的是找出最适合患者配戴的镜片，因为仅通过初始的检查并不能完全考虑到所有的影响因素，而通过试戴评估配适可以大大增加验配的成功率。有文献表明，不经过试戴的首次配镜成功率约 80%，而试戴法首次配镜成功率可高达 97%。通过试戴可以大大减少后期镜片调整的机会，降低医患纠纷等问题产生的风险。

（1）角膜塑形镜试戴片的规格：目前虽然临床中应用的角膜塑形镜试戴片各有不同，但是大致的参数是一致的。角膜塑形镜试戴片的规格普遍为：

1）镜片的总直径（overall diameter，OAD）为 10.1~11.4mm。

2）降度范围为 –0.75~6.00D。

3）镜片的 AC（又称平行弧）曲率范围为 39.00~46.00D，每 0.25D 或 0.50D 为一个梯度。

角膜塑形镜试戴需要确定的主要参数包括：BC、AC、降度设计以及镜片的 OAD。有部分设备商家会提供更加详细的参数选择，例如 RC、矢高以及各弧段宽度等。不同的镜片品牌有不同的选片原则，医师需要熟悉不同的验配手册，熟练掌握验配技巧。

（2）试戴片的选择

步骤 1. 试戴镜片 OAD 的选择

试戴片的 OAD 取决于角膜直径，临床上常用水平可见的虹膜直径（horizontal visible iris diameter，HVID）来表示角膜的大小。临床中有很多途径可以得到 HVID 的大小参数。

1）直接测量法：瞳距尺直接测量法获得 HVID，但存在用眼睛读数的视觉偏差，测量结果可能存在主观误差。

2）角膜地形图法：用角膜地形图软件手动测量角膜直径。

3）光学生物测量仪检查结果中可参考角膜白到白（white to white，WTW）距离。选取角膜塑形镜的直径一般遵循公式：OAD=HVID × 0.9/0.95。

步骤 2. AC 的选择

AC 是与角膜接触并且平行的弧度，对于镜片的定位、评估配戴效果以及安全性有重要作用。AC 的选择主要依据检查确定的角膜平坦 K 值、陡峭 K 值、平均 K 值、平均角膜 e 值等。

选择方法：

1）若 $0.45 <$ 平均 $e < 0.55$，则 AC= 平坦 K−0.25D。

2）若 $e \geq 0.6$，则 AC= 平坦 K−0.25$(e-0.5)$/0.05（注：此公式要求角膜地形图检测质量较为准确，且在一定范围内适用，结合角膜地形图相应位置的曲率做参考）。

步骤 3. 试戴片降度的选择

通常选择与患者相近的度数，以更接近真实的镜片配适。若试戴片度数较高而患者近视度数较低，试戴镜片后应尽量闭眼，避免由于调节引起片上验光较大的差异。

步骤 4. 片上验光确定最后的定镜参数，通常全部矫正即可，部分角膜厚度较高（>600μm）的患者可轻度过矫 0.50~1.00D。

角膜塑形镜的 BC 一般可以通过公式进行计算：BC=337.5/〔角膜平坦 K 值 − 降度 −0.5（或 0.75）〕D。

步骤 5. 摘镜后行角膜地形图检查，通过比较试戴前后角膜地形图的差异观察戴此镜片后角膜压痕的位置，若差异图位置居中且不发生偏位，未发生角膜上皮损伤,即可以此镜片的 AC 值进行定制。

注释 1. AC 弧调整

经过配适评估和调整,若试戴镜片参数稍松或稍紧,可在相对满意的试戴片平坦 K 值的基础上进行微调 +0.25D 或 –0.25D。

注释 2. 镜片直径的改变

角膜塑形镜的直径通常为 10.60mm,医师可根据试戴效果及患者的角膜直径、睑裂大小等因素进行调整。镜片 OAD 通常在 10.1~11.4mm 之间。镜片直径加大或缩小时各弧宽的直径也会相应变化,医师可针对不同的弧宽进行指定,或注明 OZD、RC 宽度(RC width,RCW)、AC 宽度(AC width,ACW)、PC 宽度(PC width,PCW)的加减。如:OZD 6.2mm(+0.2mm)、ACW +0.2mm 等。另外更改角膜塑形镜的直径也会影响角膜塑形镜 AC 的选择,医生可根据临床经验更改 AC 曲率半径。

注释 3. 定制镜片屈光度的选择

与角膜塑形镜相关的屈光度包括:塑形屈光度(降度)、补偿屈光度和矫正屈光度。

1)塑形屈光度:配戴角膜塑形镜时,角膜中心区由于镜片的压平作用屈光度降低,摘下镜片后降低的近视屈光量称为塑形屈光度,又称镜片的降度设计,角膜塑形镜 BC 的计算方法为:BC(mm)=337.5/(平坦子午线曲率 K– 矫正屈光度)D。

2)补偿屈光度:因摘除镜片后角膜中央区会发生一定的回弹,而角膜塑形镜的内曲面不能改变,故可将配戴眼欠矫或过矫的屈光量以光学透镜的形式制作在角膜塑形镜的光学区前曲面,在镜片的前表面设计补偿屈光度。补偿屈光度可以将角膜塑形镜配戴后预计发生的过矫或欠矫屈光度抵消。因角膜塑形镜片通常设计为过矫 +0.75D,故补偿屈光度常为 +0.75D。

3)矫正屈光度:矫正屈光度 = 塑形屈光度 + 补偿屈光度。

4)验配经验丰富的医师可以进行特殊病例的个体化设计,如指定 BC 的弧度或直径、指定 RC 的矢高、指定 AC 的弧度或宽度、指定 PC 的弧度或宽度等,也可针对角膜散光的患者进行散光(toric)镜片设计。角膜塑形镜片的 toric 设计通常是在 AC 弧上,定制时需要医师进行 TAC1(即 toric AC1)和 TAC2(toric AC2)指定。

(四)配适评估

镜片的配适评估是验配角膜塑形镜的关键步骤,也是术后随访过程中检查镜片合适程度的重要评估指标。患者戴镜一定时间后可耐受镜片的异物感,能自然瞬目且泪液稳定,此时即可进行配适评估。通常评估的时间为戴镜后

5~10分钟。

1. 镜片中心定位和移动度的评估

（1）镜片定位居中，瞬目时镜片会移动，但能自动回到中央位置。镜片垂直和水平偏位≤0.5mm为理想配适。静止位置允许中心略偏下方。

（2）镜片有一定的移动性，瞬目时有一定活动度（1~2.5mm）。降低的目标近视度数越高或角膜中央越陡，初始时预留的镜片活动度应该越大，随着配戴时间的加长，中周部（AC）角膜组织有变厚倾向，活动度会减小。

2. 荧光素染色显像评估　泪液稳定后用荧光试纸进行染色，裂隙灯显微镜下用弥散式投照法在钴蓝光下进行配适评估。注意角膜上荧光染色后的暗区和亮区的形态、范围、规则性及有无镜片的黏附、有无气泡存在等。较理想的荧光素染色状态如图1-1-12所示。

（1）BC：与角膜之间有足够的"接触"区域（3~5mm），这一区域内泪液层较薄（5~10μm）。近视的目标降低度数越高，则初始时接触面积越小。随着配

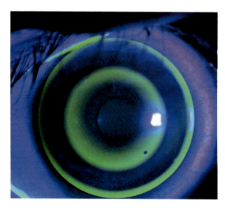

图1-1-12　较为理想的荧光素染色图

戴时间的加长，角膜塑形效果逐渐呈现，接触面积会相应增大，染色后应呈淡黑色或淡绿状态。

（2）RC：与角膜之间有很厚的泪液层，染色后呈360°浓绿色亮环。目标度数越高，初始时这一亮环越宽。

（3）AC：该弧区与角膜保持平行状态，泪液层较薄，染色后呈淡绿或淡黑状态。目标度数越高，初始时泪液层应越厚，染色偏绿。

（4）PC：该弧区与角膜之间泪液层很厚，染色后呈360°浓绿色亮环。

（五）常见配适状态

根据荧光素的分布情况，可将配适分为以下几类。

1. 最佳配适　镜片中心定位及移动度适宜；BC呈规则的圆形暗区；RC区呈宽度均匀的绿色环形亮区；AC呈均匀环形暗区；PC呈鲜绿色环形亮区（图1-1-13）。

2. 偏紧配适　镜片偏位或居中，移动度小。BC暗区面积小；RC呈宽大绿色亮区，甚至可见较大的气泡；AC或PC较狭窄，瞬目荧光素泪液交换差。陡峭配适易导致摘镜不易，出现角膜反复点染、镜片偏位、矫正视力不佳、重影等问题（图1-1-14）。

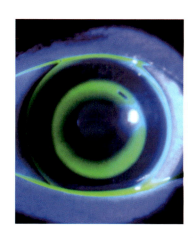
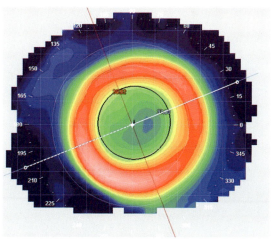

图 1-1-13　标准配适及其塑形后角膜地形图

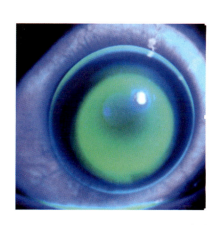
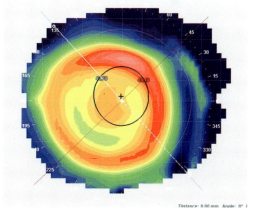

图 1-1-14　偏紧配适及其塑形后角膜地形图

3. **偏松配适**　镜片偏位,移动度较大。BC 暗区面积较大,RC 较宽;AC 下方呈游离状绿色荧光素充盈,使 360°环形暗区的 AC 缺如。因镜片活动度较大,在较短时间内镜下荧光素随瞬目流失,呈无染色状态。平坦配适易导致镜片偏位,出现低于预期矫正视力、重影、视力回退较快等问题(图 1-1-15、图 1-1-16)。

4. **镜片偏位**　偏移中心位置 >1mm,甚至镜片边缘压迫或超过角巩膜缘。偏松或偏紧等不良配适均可能引起镜片偏位,偏位的不良配适易导致角膜形态的不规则改变,或出现旁中心岛、矫正视力不佳、重影等问题。

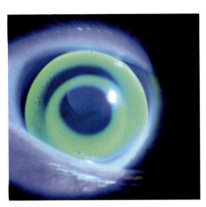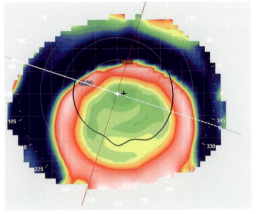

图 1-1-15　偏松配适及其塑形后角膜地形图表现

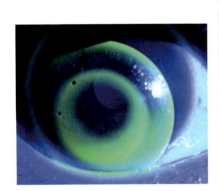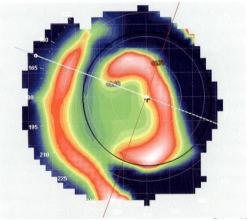

图 1-1-16　偏松配适及角膜地形图

（六）验配总结

　　患者经历 30 分钟的短时戴镜闭目后可做地形图检查，以评估角膜塑形效果。配适良好的镜片，角膜中央区变平坦，中周部变陡峭，显示典型的"牛眼"图形。不良配适引起镜片偏位角膜地形图检查也可有所预判，但因试戴时间较短，且患者的角膜形态、屈光度等情况存在个体差异，一般不对镜片 BC 塑形的治疗效果进行评估，但可根据曲率平坦度的变化量预判矫治效果。

　　试戴验配的规范流程：

　　1. 选择合适直径的试戴片。

　　2. 根据角膜形态及镜片类型选择合适的 AC 弧曲率。

3. 选择接近患者度数降幅的试戴镜片。

4. 待泪膜稳定（通常 5~10 分钟）后进行荧光染色评估，调整 AC 弧度达到最佳配适。

5. 良好的配适后戴镜 15~20 分钟进行戴镜验光，确定最后屈光度。

6. 摘镜后用角膜地形图差异图观察镜片位置是否居中，并用裂隙灯显微镜观察角膜是否健康（图 1-1-17）。

7. 下订单，确定 AC/BC/ 直径，定制所需镜片。

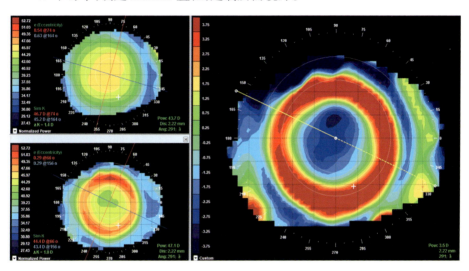

图 1-1-17　差异图显示配戴角膜塑形镜一段时间后的角膜地形图变化

第二章

验配案例解析

案例一　大 e 值角膜验配 CRT 设计角膜塑形镜

基本信息：患者女性，8 岁，为了延缓近视度数的增长而验配角膜塑形镜，验配前眼部屈光状态见表 2-1-1（以左眼为例）。

表 2-1-1　左眼角膜塑形前屈光状态

眼别	左眼
主觉验光屈光度	−1.75DS（裸眼视力 0.5，矫正视力 1.0）
模拟 K 读数	42.57D@34°；44.00D@124°
e 值	0.84/0.66
HVID	11.4mm

medmont 角膜地形图检查结果见图 2-1-1（重复测量多次，结果一致）。

角膜地形图分析：角膜地形图中对于角膜塑形镜验配最有参考价值的四个参数，分别为角膜平坦子午线 K 值、e 值、角膜散光度及 HVID。在角膜塑形镜验配时这四个参数各自的临床意义是什么呢？角膜平坦子午线 K 值结合近视度数用于判断在配戴角膜塑形镜后白天能否达到较好的裸眼视力，一般认为塑形后角膜平坦子午线 K 值不低于 38D 是安全的，因此，平坦子午线 K 值 -38D 即为可塑形的空间。e 值过高（平均 $e>0.65$）或过低（$e<0.4$）用于确定是否需要配戴特殊 e 值设计的镜片，e 值还有助于验配者预估在订镜片时是否需要调整镜片的矢高；散光量（8mm 弦长高度差）参数可确定是否需要配戴环曲面设计的角膜塑形镜；HVID 用于预估需要的镜片大小（镜片直径 =HVID × 0.95/0.9）。本案例左眼角膜地形图轴向图显示角膜直径为

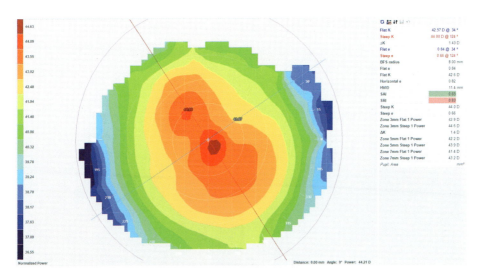

图 2-1-1　左眼角膜地形图轴向图

（HVID=11.4mm），较正常角膜偏大，斜轴散光为 1.43D，散光范围较小，属于中央型散光，角膜 e 值较大，平均 e 值为（0.84+0.66）÷2=0.75。

选片思考：该患者角膜散光量虽稍大，但从地形图中可看出其散光范围较小，在角膜直径 7~8mm 区域（角膜塑形镜配戴后 AC 弧所在位置）平坦子午线方向和陡峭子午线方向色阶较一致，即角膜曲率差异较小，因此无需选择散光类型的试戴片，因该患者角膜 e 值较大，更适合用特殊 e 值设计的 VST 镜片或 CRT 镜片，家长选择 CRT 设计镜片。在选择 CRT 试戴片参数时可参考 CRT 参数选择软件上提供的参数建议，我们只需输入患者电脑验光的平坦子午线 K 值及主觉验光的球镜度（可适当过矫 0.25~0.50D）即可，建议软件给出的试戴片为 8.3-525-33，由于该患者 e 值较大，角膜曲率从中央到周边变化较快，角膜周边曲率更平坦，考虑将 LZA 抬高一挡（33 → 32），作为首片试戴片进行试戴，以适应周边角膜曲率，因此第一片试戴片为（CRT 设计）8.3-525-32-10.5（CRT 试戴片直径均为 10.5mm）。

试戴 10 分钟后，镜片荧光素染色配适见图 2-1-2。

荧光素染色的静态评估：镜片中

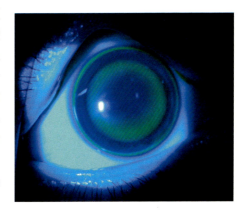

图 2-1-2　第一次试戴镜片荧光素染色配适图

心定位良好,直径合适,中央 BC 区稍小,BC 区与角膜之间泪液层较厚,RZD 矢高稍高,LZA 角度较大,导致镜片边缘荧光带细,镜片整体配适偏紧。

荧光素染色的动态评估简述:荧光素进入速度稍慢,自然眼位镜片定位居中,正常瞬目时镜片移动度稍小。

戴镜片上验光度数:+0.50D。

戴镜 30 分钟后摘镜,其角膜地形图切向差异图见图 2-1-3。

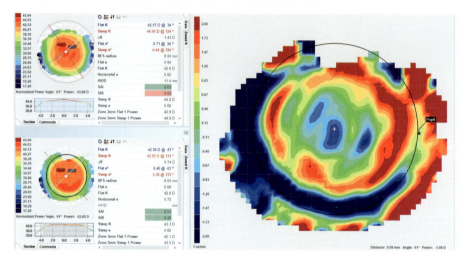

图 2-1-3　角膜地形图切向差异图

角膜地形图切向差异图分析:差异图整体位置居中,中央曲率变平坦,提示试戴镜参数在可接受范围,考虑到 LZA 角度较大,订镜时考虑将 LZA 角度降低一挡,以提高镜片泪液交换效率,同时会降低镜片矢高约 15μm,中央 BC 区与角膜接触面积也会变大。

摘镜后裂隙灯显微镜检查:角膜健康,无明显异常。

综合评估最终订镜参数:8.3-525-31-10.5。

案例启示:

本案例验配角膜塑形镜的关键在于如何处理角膜 e 值大的情况。

1. 常规 VST 设计的镜片更适用于 e 值为 0.5 左右的角膜形态。

2. 当角膜 e 值与 0.5 相差越大时,常规 VST 设计的镜片越难与角膜匹配,AC 和 BC 无法同时与角膜匹配,临床上,当角膜 e 值大于 0.7 时试戴常规 VST 设计的镜片容易出现 AC 合适、BC 区与角膜过度贴合的情况(中央矢高过低),易出现角膜点染。

3. CRT 镜片的三区独立设计不同于 VST 镜片的四区联动设计,可对单一弧段进行调整,角膜 e 值较大时,可将 CRT 软件给出的试戴片参数中 LZA 角度降低一挡,作为首片进行试戴(该案例中 CRT 软件给出的试戴片建议为 8.3-525-33,实际首片试戴的镜片为 8.3-525-32)。

案例二　大直径角膜验配
VST 设计角膜塑形镜

基本信息:患者男性,10 岁,屈光参差,验光结果右眼为平光,左眼为近视,为了延缓近视增长,平衡两眼的视力,左眼验配角膜塑形镜,验配前左眼屈光状态见表 2-2-1。

表 2-2-1　左眼角膜塑形镜验配前屈光状态

眼别	左眼
主觉验光屈光度	−2.25DS(裸眼视力 0.3,矫正视力 1.0)
模拟 K 读数	42.32D@167°;43.10D@77°
e 值	0.68/0.52
HVID	11.6mm

medmont 角膜地形图检查结果见图 2-2-1(重复测量多次,结果一致)。

角膜地形图分析:左眼角膜地形图轴向图显示角膜直径(HVID=11.6mm),偏大,无明显角膜散光,平均 e 值为 0.6 稍大。

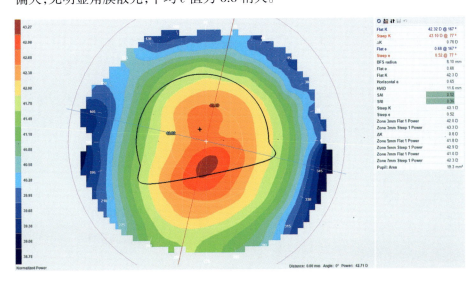

图 2-2-1　左眼角膜地形图轴向图

选片思考:患者角膜直径偏大,需要大直径试戴片,HVID 11.6mm,预估镜片直径 =11.6×0.95≈11.0mm。平坦子午线 K=42.32D,平坦 e=0.68,平均 e=0.6,AC 所在位置的角膜曲率预估与平坦子午线 K 差距较大(通常在 0.50~1.00D),因此首片试戴片 AC 曲率可以考虑 41.50D(在正常 e 值时,AC 与平坦子午线 K 的差距通常为 0.25D),第一片试戴片为(VST 设计)41.50/−3.00/11.0。

试戴 10 分钟后,镜片荧光素染色配适见图 2-2-2。

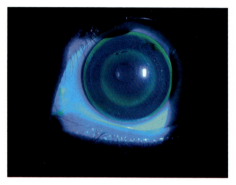

荧光素染色的静态评估:镜片中央定位良好,镜片直径合适,角膜横径覆盖度约 95%,中央 BC 区稍小,RC 有小气泡(眨眼后未排出),AC 整体偏黑,PC 稍窄,闭眼 10 分钟后荧光未代谢完全(荧光素的代谢速度可辅助判断镜片的松紧情况,在镜片松紧度正常时,通常染色 5 分钟后镜下荧光泪液交换充分,荧光消失),镜片整体配适偏紧。

图 2-2-2 第一次试戴镜片荧光素染色配适图

荧光素染色的动态评估简述:荧光素进入速度稍慢,自然眼位镜片定位居中,正常瞬目时镜片移动度稍小,但可接受。

戴镜片上验光值:+1.25D。

戴镜 30 分钟后摘镜,角膜地形图切向差异图见图 2-2-3。

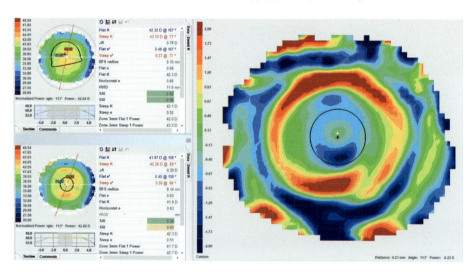

图 2-2-3 角膜地形图切向差异图

角膜地形图切向差异图分析:镜片居中定位,呈牛眼状,角膜中央曲率变平,但中心点位置曲率变化较慢,有中央岛趋势,考虑为镜片偏紧所致,结合荧光素染色评估,根据经验放平0.25D即可,考虑到Euclid大直径试戴片为0.50D一挡,所以没有进行再次试戴,直接放平0.25D订镜。

摘镜后裂隙灯显微镜检查:角膜健康,无明显异常。

综合评估最终订镜参数:41.25/–2.00/11.0。

左眼取镜时荧光素染色配适见图2-2-4。

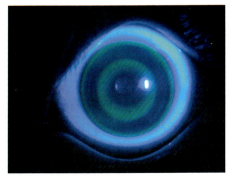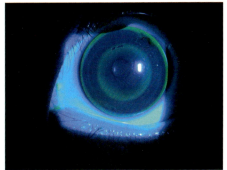

图2-2-4 取镜时荧光素染色配适图

荧光素染色的静态评估:镜片定位居中,直径合适,角膜覆盖度良好,BC区稍小,RC稍宽,AC呈淡黑色,较试戴时与角膜匹配性更佳,PC宽度合适,荧光代谢良好,镜片整体配适可接受。

荧光素染色的动态评估简述:荧光素自动进入,自然眼位镜片定位居中,正常瞬目镜片移动度良好,无荧光逃逸。

案例启示:

1. 镜片直径的选择根据角膜直径确定,临床上常用HVID×0.95/0.9或WTW×0.87计算试戴镜片直径,常规试戴片直径有10.2mm、10.6mm、11.0mm三种,该案例HVID×0.95为11.6×0.95=11.02,所以优先选择直径为11.0mm的试戴片。

2. 选择的试戴镜片直径过小时对角膜的覆盖度差,镜片活动度增加,稳定性差,刺激患者泪水的分泌,不利于配适评估;镜片直径过大易造成镜片卡嵌,泪液交换受到影响,产生角膜安全问题。

3. 角膜散光较小者,选择第一片试戴片时应考虑 e 值,确定试戴片比平坦子午线K值大0.25D或0.50D,在一定范围内,根据 e 值选择试戴镜片可以参考以下计算公式:常规选片平坦子午线 $K-(e-0.5)\div0.05\times0.25$ 即 $42.32-(0.68-0.5)\div0.05\times0.25=41.5$ ($r=8.13$mm),即平坦 e 值大于0.5时, e 值每增大0.05,放松AC 0.25D。

案例三　中度角膜散光眼验配 VST 设计角膜塑形镜

基本信息：患者女性，8岁，为了延缓近视增长进行角膜塑形镜验配，验配前眼部屈光状态见表 2-3-1（以右眼为例）。

表 2-3-1　右眼角膜塑形镜验配前眼部屈光状态

眼别	右眼
主觉验光屈光度	−1.00DS（裸眼视力 0.6，矫正视力 1.0）
模拟 K 读数	44.86D@164°；46.48D@74°
e 值	0.64/0.25
HVID	11.2mm

medmont 角膜地形图检查结果见图 2-3-1（重复测量多次，结果一致）。

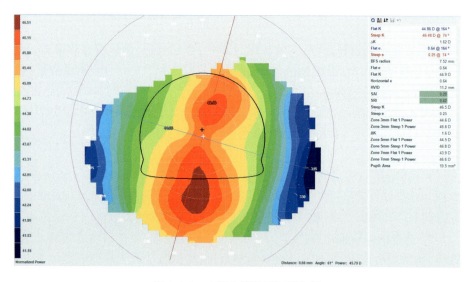

图 2-3-1　右眼角膜地形图轴向图

角膜地形图分析：右眼角膜地形图轴向图显示角膜直径（HVID=11.2mm）正常，角膜顺规散光度 1.62D，角膜上方散光范围较小，下方散光范围稍大，e 值〔平均 e=(0.64+0.25)÷2=0.45〕正常。

选片思考：该患者睑裂较小，多次测量仍无法检测出完整的角膜形态，角膜地形图无法分析出角膜 8mm 弦长高度差,从角膜地形图上看,右眼虽然散光量稍大,但该患者上方角膜散光范围较小,可先尝试标准设计镜片试戴,经验法选片平坦子午线 $K-(e-0.5)\div 0.05\times 0.25$,即 $44.86-(0.64-0.5)\div 0.05\times 0.25=44.16D$,首选 44.00D 或 44.25D 试戴片进行试戴,由于该患者存在 1.62D 角膜散光,可选择稍紧的试戴片,以避免散光方向的荧光逃逸,因此选择 44.25D($r=7.63mm$)试戴片进行试戴,第一片试戴片为(VST 设计)44.25/−3.00/10.6。

试戴 10 分钟后,镜片荧光素染色配适情况见图 2-3-2。

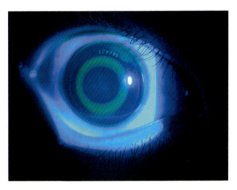

荧光素染色的静态评估:镜片定位居中,镜片直径覆盖度良好,BC 大小合适,但偏黑(矢高偏低),考虑该患者度数低,降低镜片度数后整体矢高会抬高,RC 宽度适中,AC 在 1:00 位和 6:30 位方向稍有荧光素堆积,但整体基本封闭,PC 稍细,闭眼 5 分钟后荧光素代谢完全,镜片整体配适可接受。

图 2-3-2 第一次试戴镜片荧光素染色配适图

荧光素染色的动态评估简述:荧光素自动进入,在自然眼位下镜片定位居中,正常瞬目时镜片移动度良好。

戴镜片上验光:+2.75D。

戴镜 30 分钟后摘镜,角膜地形图切向差异图见图 2-3-3。

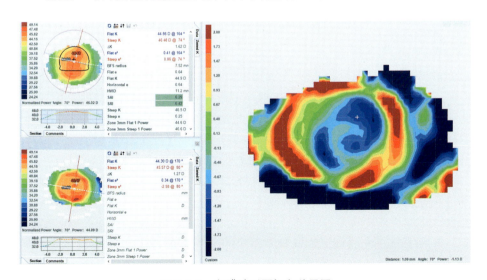

图 2-3-3 角膜地形图切向差异图

角膜地形图切向差异图分析：塑形位置居中，角膜中央曲率变平坦 1D 左右，RC 未完全封闭，对应原始地形图中角膜散光方向塑形力不足。

摘镜后裂隙灯显微镜检查：角膜健康，无明显异常。

综合评估最终订镜参数：44.25/–0.75/10.6（理论上 –0.25D，考虑到镜片品牌最低做到 –0.75D，便以 –0.75D 作为最后参数，过矫 0.5D 可接受）。

戴镜 1 周后复查，右眼裸眼视力 1.0，角膜地形图切向差异图表现见图 2-3-4。

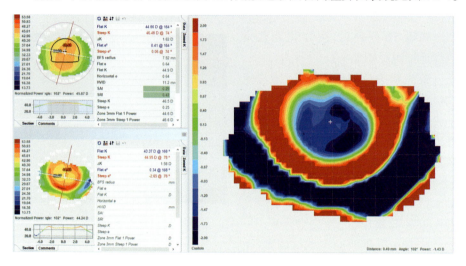

图 2-3-4　戴镜 1 周后复查时角膜地形图切向差异图

角膜地形图切向差异图分析：塑形位置良好，戴镜 1 周后差异图显示为标准的"牛眼"形状，角膜中央曲率变平坦约 1.43D。

案例启示：

1. 当无法进行角膜 8mm 弦长高度差分析时，可根据患者角膜散光形态及散光量选择首片试戴片的类型，该案例中角膜散光量在 1.50D 左右，但散光形态并非"边到边"的大散光，常规 VST 散光试戴片的散光量（通常试戴片的散光量为 1.50D）会偏大，因此可尝试标准设计的镜片（不同品牌标准镜片对散光的包容性不同，具体选择可结合临床经验），有散光的角膜在尝试镜片标准设计时，可在常规选片的基础上适当收紧，以避免散光方向的荧光逃逸。

2. 当荧光染色评估配适良好，但 PC 边稍细时，若患者近视度数低，则活动度良好，荧光素可代谢，无须再放平 AC；若患者度数高，应考虑放平一挡 AC 并再次试戴。

3. 有散光的角膜在试戴标准片时，由于试戴时间较短，戴后差异图表现为散光方向塑形力不足，一般戴镜 1 周后即可表现为完整的"牛眼"形状。

4. 该患者总散光为 0，角膜散光 1.62D，存在较大的眼内散光，配戴角膜塑形镜后会暴露眼内散光,可能影响后期裸眼视力,因此在进行片上验光时(只加球镜)应注意患者的矫正视力是否能达到 1.0,若达不到须与患者进行充分沟通,必要时应接受辅助散光框架镜,以矫正眼内散光。

5. 本案例并非推荐有散光的角膜验配球面塑形镜,在条件允许的情况下,如有合适的散光试戴片时,用散光镜片对于配适的稳定性和安全性均优于球面镜片,本案例的方法是对于没有散光试戴片的情况下做的尝试处理及分析。

案例四　中高度角膜散光眼验配 CRT 球面角膜塑形镜

基本信息:患者女性,10 岁,为了延缓近视的增长验配角膜塑形镜,验配前眼部屈光状态见表 2-4-1(以左眼为例)。

表 2-4-1　左眼角膜塑形镜验配前眼部屈光状态

眼别	左眼
主觉验光屈光度	−1.75DS/−1.00DC×175(裸眼视力 0.4,矫正视力 1.0)
模拟 K 读数	44.92D@8°;46.81D@98°
e 值	0.6/0.49
HVID	11.0mm

medmont 角膜地形图检查结果见图 2-4-1(重复测量多次,结果一致)。

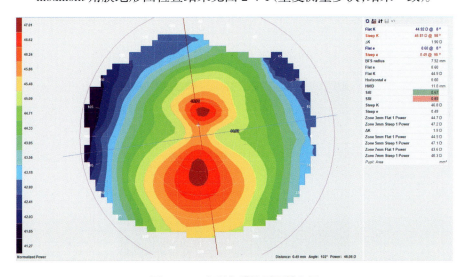

图 2-4-1　左眼角膜地形图轴向图

角膜地形图分析:左眼角膜地形图轴向图显示角膜直径(HVID=11.0mm)正常,角膜顺规散光 1.90D,且为不对称散光,上方散光范围小,下方散光范围较大,e 值[平均 $e=(0.60+0.49)\div2=0.55$]正常。

8mm 弦长高度差图见图 2-4-2、图 2-4-3。

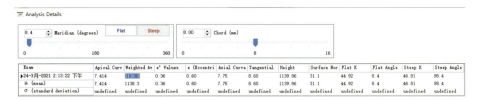

图 2-4-2　角膜平坦子午线方向 8mm 高度分析图

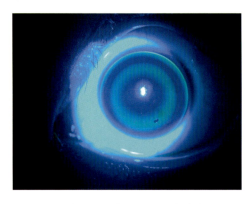

图 2-4-3　角膜陡峭子午线方向 8mm 高度分析图

8mm 弦长高度差计算:1 176.1–1 138.3=37.8μm。

选片思考:在一般情况下,大于 30μm 的高度差异建议使用环曲设计镜片,遵循家长意见,首片给予球面设计 CRT 镜片试戴。在选择 CRT 试戴片参数时可参考 CRT 参数选择软件上提供的建议,只须输入患者电脑验光的平坦子午线 K 值以及球镜度数(可适当过矫 0.25~0.50D)即可,软件给出的试戴片建议为 8.1-550-34-10.5。

试戴 10 分钟后,镜片荧光素染色配适见图 2-4-4。

图 2-4-4　第一次试戴镜片荧光素染色配适图

荧光素染色的静态评估:镜片定位稍偏下,直径可接受,覆盖角膜90%,BC区大小适中,RZD矢高合适,LZA宽度适中,无荧光逃逸现象,镜片整体配适良好。

荧光素染色的动态评估简述:荧光素自动进入,自然眼位镜片定位中央偏下,正常瞬目时镜片移动度良好。

戴镜片上验光:+0.50D。

戴镜30分钟后摘镜,角膜地形图切向差异图见图2-4-5。

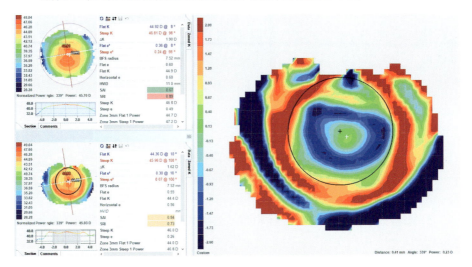

图2-4-5 角膜地形图切向差异图

角膜地形图切向差异图分析:试戴30分钟后地形图显示镜片定位居中,塑形环基本完整,角膜中央曲率变陡,结合镜片荧光素染色评估,考虑由于试戴时间较短造成。

摘镜后裂隙灯显微镜检查:角膜健康,无明显异常。

综合评估最终订镜参数:8.1-550-34-10.5。

戴镜1周后复查,左眼裸眼视力1.0,角膜地形图切向差异图见图2-4-6。

角膜地形图切向差异图分析:塑形位置居中,呈标准的"牛眼",角膜中央曲率变平坦2.5D左右。

案例启示:

1. 多数情况下,8mm弦长高度差小于30μm时无需用散光类型的角膜塑形镜验配。

2. 高度差在30~40μm时,不一定需要用散光塑形镜验配(该案例高度差为37.8μm,选择标准片试戴,配适良好)。配适评估的关键在于AC区域是否密闭。

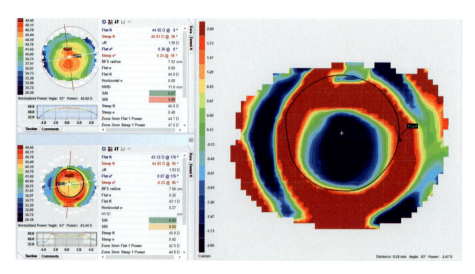

图 2-4-6 戴镜 1 周后复查时角膜地形图切向差异图

3. 高度差超过 40μm 时，常用散光角膜塑形镜验配。

4. 高度差在 30~60μm 时，可以选择 RZD 差 50μm 的散光试戴片（如 550/600）。

5. 高度差在 60~90μm 时，通常可以选择 RZD 差 75μm 的散光试戴片（如 550/625）。

6. 高度差大于 90μm 时，可以选择 RZD 差 100μm 的散光试戴片（如 550/650）。

案例五 角膜塑形镜试戴过程中角膜点染案例

基本信息：患者男性，11 岁，为了延缓近视增长而验配角膜塑形镜，验配前眼部屈光状态见表 2-5-1（以左眼为例）。

medmont 角膜地形图见图 2-5-1（重复测量多次，结果一致）。

表 2-5-1 左眼角膜塑形镜验配前眼部屈光状态

眼别	左眼
主觉验光屈光度	−3.75DS（裸眼视力 0.1，矫正视力 1.0）
模拟 K 读数	42.61D@136°；43.22D@46°
e 值	0.49/0.49
HVID	11.2mm

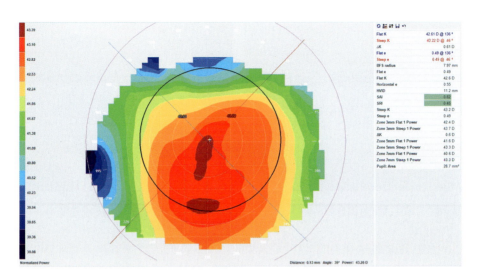

图 2-5-1 左眼角膜地形图轴向图

角膜地形图分析:左眼角膜地形图轴向图显示角膜直径(HVID=11.2mm),为正常情况,无明显角膜散光(ΔK=0.61D),e 值正常,平均 e 值为(0.49+0.49)÷2=0.49。

选片思考:从角膜地形图给出的参数分析,该患者角膜并无特殊情况,平坦子午线 K=42.61D,平坦 e=0.49,但角膜地形图分析出的 e 值仅为角膜直径 6mm 内的形态变化,从图中可看出角膜直径 6mm 以外颜色变化较快,即曲率变化较快(上方及鼻侧更明显),因此 AC 所在位置的角膜曲率预估与平坦子午线 K 值差距较大,首片试戴片 AC 曲率应考虑在常规选片的基础上再做放平处理(在正常 e 值时,AC 与平坦子午线 K 的差距通常为 0.25D),该案例中试戴片品牌为 0.50D 一挡,因此选择了比平坦子午线 K 平坦约 0.75D 的试戴片,因此第一片试戴片为(VST 设计)42.00/-3.50/10.7(该品牌试戴片直径与曲率联动)。

试戴 10 分钟后,镜片荧光素染色配适见图 2-5-2。

荧光素染色的静态评估:镜片中心定位良好,上下方直径偏大,上方已超出角膜边缘,BC 稍小,RC 正常稍宽,AC 区上下方有荧光堆积,整体较宽,PC 细,整体配适紧(镜片直径大造成)。

荧光素染色的动态评估简述:荧光素进入困难,自然眼位镜片居中,但正常瞬目时镜片无移动度。

摘镜后裂隙灯显微镜检查:角膜上皮点染(图 2-5-3)。

本案例的结果考虑镜片直径过大而导致镜片卡嵌,泪液交换困难,镜片对角膜的机械性摩擦加重,导致角膜上皮点染。建议缩小镜片直径后再次试戴,由于该品牌试戴片无合适直径,故考虑更换品牌试戴,选择稍小直径的试戴片。

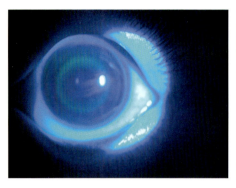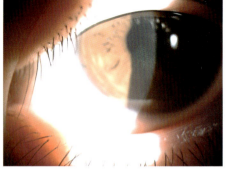

图 2-5-2　第一次试戴镜片荧光素染色配适图　　图 2-5-3　摘镜后裂隙灯显微镜检查

第二片试戴选择 CRT 设计的镜片,软件提供的试戴片参数为 8.9-550-33-10.5。

试戴 10 分钟后,镜片荧光素染色配适见图 2-5-4。

荧光素染色的静态评估:镜片定位中央稍偏下,直径合适,BC 荧光稍薄并有暗区,考虑 RZD 矢高稍低,LZA 角度较大,镜片边缘荧光细,镜片整体配适紧。

荧光素染色的动态评估简述:荧光素进入速度稍慢,自然眼位镜片定位较居中,正常瞬目时镜片移动度稍小。

考虑抬高一挡 LZA(33 → 32)以促进泪液交换提高安全性,但由于抬高 LZA 会导致镜片矢高降低约 15μm,镜片 BC 区会与角膜过度贴合,从而造成角膜点染,因此应同时将镜片 RZD 由 550 升高为 575,即 8.9-575-32-10.5。由于没有该型号的试戴片,因此第三片选择了 8.8-575-32-10.5 的试戴片进行试戴(调整 BC 值,仅改变镜片的降度 0.50D,改变矢高约 7μm,对配适影响最小)。

试戴 10 分钟后,镜片荧光素染色配适见图 2-5-5。

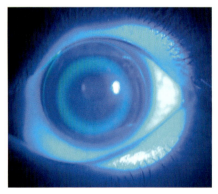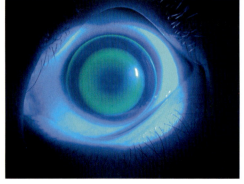

图 2-5-4　第二次试戴镜片　　　　　图 2-5-5　第三次试戴镜片
　　　荧光素染色配适图　　　　　　　　　荧光素染色配适图

　　荧光素染色的静态评估:镜片定位稍偏下,直径合适,BC区与角膜接触面积小,RZD矢高偏高,LZA角度稍大,镜片边缘荧光偏细,镜片整体配适偏紧。

　　荧光素染色的动态评估简述:荧光素可自动进入,自然眼位镜片居中,正常瞬目时镜片移动度稍小。

　　考虑可抬高一挡LZA以增加泪液交换,提高配适的安全性,同时抬高LZA后镜片的矢高会降低约15μm,加大了BC区与角膜的接触面积。

　　由于试戴过程中患者角膜出现点染,且患者度数较高,考虑到试戴后期角膜的安全性,与家长沟通后,决定验配软件定制的特定镜片,其直径10.5mm,软件定制片是基于角膜地形图定制的镜片,镜片与角膜的贴合程度更高,临床观察发现,软件定制镜片后期出现角膜点染的概率较小。

　　左眼取镜后荧光素染色配适见图2-5-6。

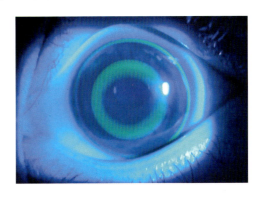

图2-5-6　取镜后荧光素染色配适图

　　荧光素染色的静态评估:镜片定位基本居中,直径合适,BC大小合适,RC宽度适中,AC与角膜贴合良好,PC稍细,闭眼5分钟后荧光可代谢,镜片整体配适可接受。

　　荧光素染色的动态评估简述:荧光素自动进入,自然眼位镜片定位居中,正常瞬目时镜片移动度良好。

　　案例启示:

　　1. 镜片直径会对镜片整体配适产生很大影响,评估镜片直径时应同时兼顾到角膜水平和垂直两个方向,过大的直径会导致镜片卡嵌无法活动、泪液交换困难、镜片与角膜之间的机械性摩擦加重等,易造成角膜点染,影响后续的试戴评估,过小的镜片容易产生镜片偏位,同时加重了患者配戴的异物感,刺激泪液分泌,影响配适评估,因此,在选择首片试戴片时应首先考虑镜片直径,通常镜片直径应覆盖角膜95%左右,可根据公式HVID×0.95/0.9,或WTW×0.87作为首片试戴片的直径选择。

2. 若试戴过程中已经出现角膜点染，应考虑是镜片原因造成还是患者眼部原因造成，若为全角膜的点染，通常是由于患者泪液质量较差所致，应辅助人工泪液点眼 2 周，待泪液质量好转后再重新试戴评估；若为角膜中央点染，则常由于镜片配适过紧或镜片矢高过低与角膜过度贴合所致，应记录镜片配适状态，待患者角膜修复后重新调整试戴片参数，再次进行试戴。

3. 在试戴前应先检查眼表情况，存在角膜荧光素着色者建议拍照存档，并用药处理，待角膜修复后再尝试试戴。对于倒睫造成的角膜损伤严重者建议先行倒睫手术，再考虑验配。

案例六　环曲面角膜塑形镜验配案例

基本信息：患者男性，16 岁，首次检查发现近视，患者主诉戴普通框架眼镜头晕，要求验配角膜塑形镜以控制近视度数增长，角膜塑形镜验配前眼部屈光状态见表 2-6-1（以右眼为例）。

表 2-6-1　右眼角膜塑形镜验配前眼部屈光状态

眼别	右眼
主觉验光屈光度	−2.50DS/−1.75DC × 5（裸眼视力 0.2，矫正视力 1.0）
模拟 K 读数	43.51D@8°；46.24D@98°
e 值	0.73/0.58
HVID	10.9mm

medmont 角膜地形图见图 2-6-1（重复测量多次，结果一致）。

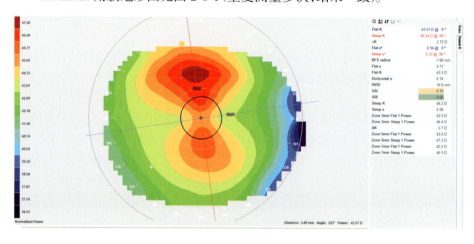

图 2-6-1　右眼角膜地形图轴向图

　　角膜地形图分析:右眼角膜地形图轴向图显示,角膜直径(HVID=10.9mm)属于正常偏小角膜,顺规散光2.72D,角膜不对称,上方散光更明显,延伸至周边,平坦 e 值较大(0.73)。

　　8mm弦长高度差见图2-6-2、图2-6-3。

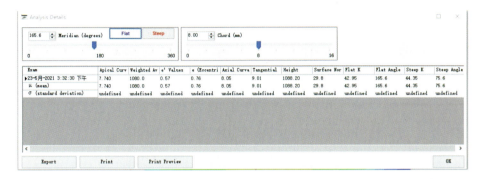

图 2-6-2　角膜平坦子午线 8mm 高度分析图

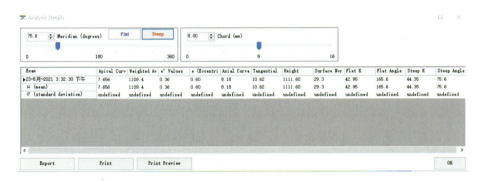

图 2-6-3　角膜陡峭子午线 8mm 高度分析图

　　8mm弦长高度差计算:角膜陡峭子午线8mm处角膜高度差为1 109.4–1 080=29.4μm,虽然角膜散光2.72D看似较大,但实则8mm高度差约30μm,并不算大。

　　选片思考:高度差30μm属于散光镜片和球面镜片的临界值,考虑到散光镜片稳定性较好,因此第一片试戴片选择了散光设计的试戴片。散光试戴片的选择应考虑垂直和水平AC弧位置处镜片与角膜的贴合度,可以参考角膜地形图5mm位置处的曲率(不参考7mm曲率是由于Placido地形图原理存在的限制,越靠周边曲率的精准度越差,因此以5mm曲率来估计AC弧位置处的曲率),此时5mm水平曲率为43.00D,因此第一片试戴片为(VST设计)43.00/44.50/–3.00/10.6。

　　试戴10分钟后,镜片荧光素染色配适见图2-6-4。

荧光素染色的静态评估：镜片中心定位良好，镜片直径稍大（可接受），BC区呈横椭圆形，RC 窄，AC 偏宽，与角膜接触，PC 偏窄，镜片偏紧。

荧光素染色的动态评估简述：荧光素的进入较缓慢，镜片定位居中，眨眼后镜片移动度小，镜片偏紧。［理想的荧光素的静态染色评估状态：中心定位良好，中央治疗区 3~5mm，RC 宽 0.5~1.0mm，AC 宽 1.0~1.5mm，PC 宽度约 0.4mm；理想的荧光素染色的动态评估状态：荧光素自动进入，镜片定位居中（镜片垂直和水平偏位≤0.5mm），瞬目时镜片可移动（1~2.5mm），但能自动回到中央。］

第二片试戴片放松处理：42.50/44.00/−3.00/10.6（散光试戴片间隔 0.5D 一挡）。

试戴 10 分钟后，镜片荧光素染色配适见图 2-6-5。

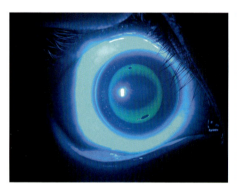
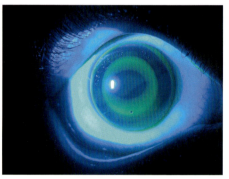

图 2-6-4　第一次试戴镜片　　　　　图 2-6-5　第二次试戴镜片
荧光素染色配适图　　　　　　　　荧光素染色配适图

荧光素染色的静态评估：镜片中心定位良好，镜片直径偏大（可接受），BC区呈横椭圆形，RC 变宽，AC 偏宽并与角膜轻度接触，5:00 位方向稍有荧光素堆积，PC 偏窄，镜片偏紧。

荧光素染色的动态评估简述：荧光素自动进入，镜片定位居中，眨眼时镜片平滑移动，移动度稍小，自动回归中央。

戴镜片上验光：+1.50D。

戴镜 30 分钟后摘镜，角膜地形图切向差异图见图 2-6-6。

角膜地形图切向差异图分析：塑形位置居中，呈牛眼状，角膜中央曲率变平 0.03D，中周部变化量较中央区大，有中央岛趋势，考虑可能为镜片直径较大，为配适稍紧所致。结合荧光素染色配适状态，该患者可较试戴片放松 0.25D，减小直径 0.2mm 后订镜。

摘镜后裂隙灯显微镜检查：患者眼表健康，无不适。

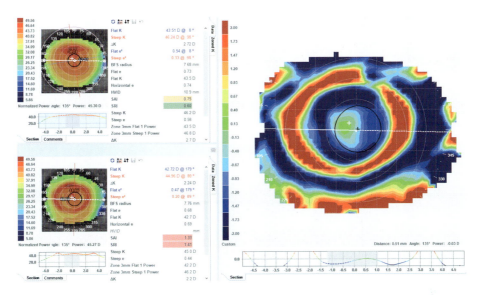

图 2-6-6 角膜地形图切向差异图

综合评估最终订镜参数:右眼 42.25/43.75/−2.00/10.4。

右眼取镜后荧光素染色配适见图 2-6-7。

荧光素染色的静态评估:镜片轻度上方偏位,镜片直径可接受,BC 大小适中,RC 宽度适中,AC 宽度适中,上方稍有荧光素堆积,PC 宽度适中,镜片整体配适可接受。

荧光素染色的动态评估简述:荧光素自动进入,自然眼位镜片定位居

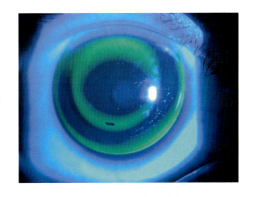

图 2-6-7 取镜后荧光素染色配适图

中,瞬目时镜片平滑移动,移动度良好,自动回归角膜中央。

戴镜 1 周后复诊:右眼裸眼视力 1.0,角膜地形图治疗区位置居中,角膜健康无不适。

案例启示:

1. 患者右眼角膜散光 2.72D,角膜地形图呈蝴蝶形态且不对称,上方散光更为陡峭,延伸至周边。角膜高度差为 29.4μm,多数情况下高度差小于 30μm 时无需环曲面试戴镜片,但是该患者角膜不对称,上方散光大而陡峭,塑形后有可能出现上方偏位,如果试戴普通球面镜片,上方镜片与角膜间隙较大,AC 区无法密闭,塑形力减弱,因此给予环曲面镜片。

2. 由于 VST 镜片设计的特点,其最佳 e 值范围是 0.4~0.6,对于 e 值偏高的角膜,应考虑到不同弧区之间联动的影响。若试戴结果不理想可试戴特殊 e 值设计的镜片,或根据角膜形态定制镜片。如本案例中,患者 e 值较高,若按照普通 e 值选择镜片可能会由于镜片矢高过高而造成镜片卡嵌、镜片黏附等造成配适过紧,但如果放松镜片,可能由于矢高过低而出现角膜上皮损伤等问题。

3. 试戴后角膜地形图差异图可以辅助判断试戴镜片的松紧度,若中央区曲率较之前变平坦,则属于塑形过程中的正常表现;如果曲率较之前陡峭有可能是配适偏紧,需要放松镜片 AC 或缩小镜片总直径并重新试戴。若角膜地形图差异图混乱不好判断,建议患者增加试戴时间,例如配戴镜片 30 分钟以上,此时角膜地形图的改变较为明显。多次的试戴会让角膜地形图混乱不清,建议改约时间再进行试戴。

4. 测量患者角膜直径大小时可大概估算患者需要的镜片直径范围,选择理想的试戴镜片(HVID10.9 × 0.95 ≈ 10.4mm)。对于 e 值较大的患者可在保证镜片定位的前提下适当缩小直径,以获得良好的泪液交换状态,防止镜片卡嵌。

5. 总散光为 1.75D,角膜散光为 2.72D,当角膜散光被塑形镜矫正时,可能暴露出用于抵消角膜散光的眼内散光。临床经验提示,眼内散光量小于 1.00D 对白天裸眼视力的影响可以忽略,若眼内散光较大时,应与患者沟通,告知其白天可能会有散光残留而出现视力不佳的可能,患者知情同意后再验配。

6. 试戴前仔细清洁镜片,镜片不干净时也会对镜片配适有影响,且容易造成感染。

案例七 小直径角膜塑形镜验配案例

基本信息:患者女性,10 岁,主诉半年前发现近视且度数增长速度较快,欲配角膜塑形镜,角膜塑形前屈光状态见表 2-7-1(以右眼为例)。

表 2-7-1 右眼角膜塑形前眼部屈光状态

眼别	右眼
主觉验光屈光度	−1.25DS(裸眼视力 0.6,矫正视力 1.0)
模拟 K 读数	41.57D@8°;42.59D@98°
e 值	0.69/0.61
HVID	10.8mm

medmont 角膜地形图见图 2-7-1（重复测量多次，结果一致）。

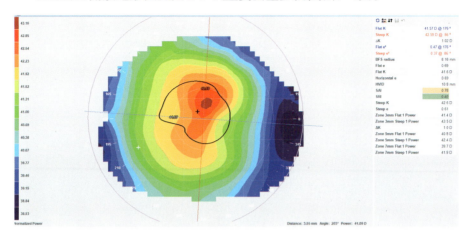

图 2-7-1　右眼角膜地形图轴向图

角膜地形图分析：右眼角膜地形图轴向图的角膜直径测量（HVID=10.8mm）显示属于正常偏小角膜，顺规角膜散光 1.02D，主要集中在中央区，平坦 e 值（0.69）稍大。

选片思路：考虑到角膜 HVID 10.8mm，预估镜片直径 =10.8×0.95=10.3mm，首选小直径试戴片，5mm 平坦子午线 K 为 40.8D，因此考虑 40.75 或者 41.00 试戴片。本案例第一片试戴为（VST 设计）41.00/–4.00/10.2，后表面光学区曲率 BOZR=9.31mm/ 镜片总直径 =10.6mm/ 光学区 =6.0mm/AC=8.23mm/ 目标降幅 3.0D/ 材料 Boston XO。

试戴 10 分钟后，镜片荧光素染色配适见图 2-7-2。

荧光素染色的静态评估：镜片中心定位良好，镜片直径稍大，BC 大小适中，RC 宽度适中，AC 偏宽并与角膜接触，PC 偏窄，镜片偏紧。

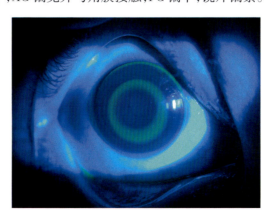

图 2-7-2　第一次试戴镜片荧光素染色配适图

荧光素染色的动态评估简述:荧光素自动进入,镜片定位居中,眨眼移动度良好。

戴镜片上验光:+2.75D。

戴镜30分钟后摘镜,角膜地形图切向差异图见图2-7-3。

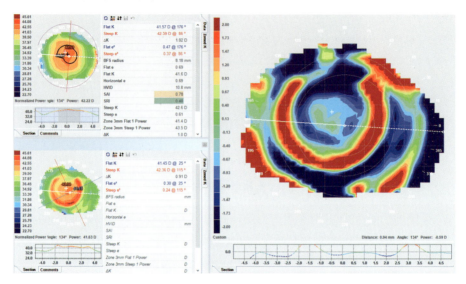

图 2-7-3 角膜地形图切向差异图

角膜地形图切向差异图分析:塑形位置基本居中,塑形不均匀,上方 RC 环未完全密闭,角膜中央曲率变平 0.59D,考虑可能为镜片直径较大所致,结合荧光素染色配适状态,该患者可较试戴片直径减小 0.2mm。

摘镜后裂隙灯显微镜检查:患者眼表健康,戴镜无不适。

综合评估最终订镜参数:OD 41.00/-1.50/10.0。

右眼取镜后荧光素染色配适见图2-7-4。

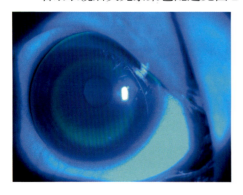

图 2-7-4 取镜后荧光素染色配适图

荧光素染色的静态评估:镜片中心定位良好,镜片直径适中,BC 大小适中,RC 宽度适中,AC 宽度适中,PC 偏窄,镜片整体配适可接受。

荧光素染色的动态评估简述:荧光素自动进入,镜片定位居中,眨眼试戴片移动度良好。

戴镜1周后复诊:右眼视力1.0,角膜地形图治疗区位置居中,呈牛眼状,角膜健康无不适。

案例启示：

1. 选择试戴镜片时优先考虑镜片直径。试戴片直径的选择：一般眼部生物测量仪（Lenstar 或 IOL Master 等）测得的值 WTW × 0.87 或角膜地形图（medmont 或 TMS-4 等）测得的值 HVID × 0.95/0.9。常规试戴片的直径一般为 10.2mm、10.6mm、11.0mm。该患者角膜直径为 HVID10.8 × 0.95=10.3mm，因此首选小直径 10.2mm 试戴镜片。该患者若使用常规 10.6mm 的试戴片，镜片有可能覆盖到角膜缘，镜片会卡住，容易出现配适偏紧的假象，造成泪液交换困难，试戴时间过长时还有可能导致角膜上皮损伤。

2. 本案例试戴镜片为 VST 设计镜片，当配适弧（AC 弧）相同时，镜片的矢高会随降度的变化而变化，通常情况下 AC 弧相同，降度越大矢高越低，反之亦然。因此当试戴片的降度与患者自身屈光度数相差过大时（例如用 –5.00D 的试戴镜片去验配 –1.00D 的眼，由于降度差异悬殊，每变化 1D 的降幅估计有 10μm 矢高的改变），订镜时要注意调整镜片的矢高。

案例八　大 e 值角膜塑形镜验配案例

基本信息：患者女性，12 岁，父母表示患者 1 年前发现近视，1 年来近视增长了 1.00D，度数增长较快，欲验配角膜塑形镜以控制近视度数的增长。角膜塑形前屈光状态见表 2-8-1（以左眼为例）。

表 2-8-1　左眼角膜塑形前眼部屈光状态

眼别	左眼
主觉验光屈光度	–2.00DS（裸眼视力 0.4，矫正视力 1.0）
模拟 K 读数	42.69D@168°；43.42D@78°
e 值	0.81/0.53
HVID	11.3mm
电脑验光 K 读数	43.00D@7°；44.50D@97°

medmont 角膜地形图见图 2-8-1（重复测量多次，结果一致）。

角膜地形图分析：左眼角膜地形图轴向图显示的角膜直径（HVID=11.3mm）属于正常角膜大小，顺规角膜散光 0.72D，角膜形态基本对称，角膜平坦 e=0.81，陡峭 e=0.53，平均 e=0.67，e 值较大。

选片思考：该案例 HVID=11.3mm，理论上需要的镜片直径是 11.3 × 0.95，约 10.7mm，属于常规大小的试戴镜片。患者 e 值较高，试戴时可能会由于镜片

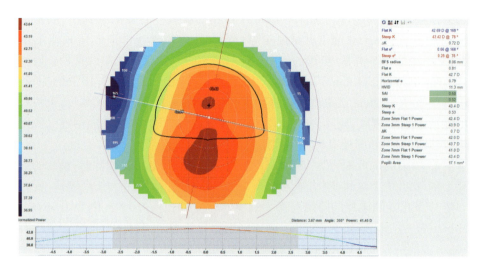

图 2-8-1　左眼角膜地形图轴向图

矢高过高而造成镜片卡嵌、镜片黏附等配适过紧的情况,但如果放松镜片,可能会由于矢高过低而出现角膜上皮损伤等问题。本案例患者选择了 AC 弧为非球面的某品牌镜片。目前国内上市的品牌中,有数个品牌的 AC 弧为非球面设计,对于非球面设计的镜片首次试戴片的选择,可以先按照球面 AC 镜片的选片思路(即参考 5mm 范围平坦子午线 K 曲率),在 5mm 曲率的基础上适当增大 AC 0.25~0.50D。本案例中 5mm 平坦子午线 K 值为 42.00D,首片试戴片可以选 42.50D 或者 42.25D。因此第一片试戴片为:42.25/–3.00/10.6,AC 弧为非球面的试戴片。

　　试戴 10 分钟后,镜片荧光素染色配适图见图 2-8-2。

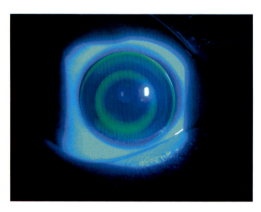

图 2-8-2　左眼第一次试戴镜片荧光素染色配适图

　　荧光素染色的静态评估:镜片定位居中,镜片直径适中,各弧段宽度均可接受,中央BC区较黑(矢高低),戴镜10分钟后,镜片出现卡嵌现象。

　　荧光素染色的动态评估简述:瞬目荧光素进入稍慢,定位居中,镜片移动度稍小(活动度小于1mm)。

　　戴镜30分钟后摘镜,角膜地形图切向差异图见图2-8-3。

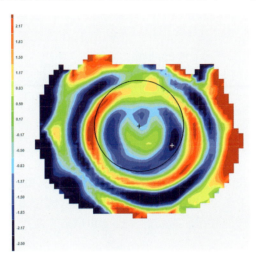

图 2-8-3　角膜地形图切向差异图

　　角膜地形图切向差异图分析:塑形位置居中,呈牛眼状,出现中央岛(中央角膜曲率变陡),角膜周边曲率变平2.0D。

　　摘镜后裂隙灯显微镜检查:角膜上皮中央点染,考虑到点染是由于中央矢高低造成的,因此建议使用软件定制镜片,软件定制的优势在于可以根据不同的 e 值合理地控制矢高,确保角膜的安全。

　　案例启示:

　　1. 选片特点　由于试戴镜片AC弧为非球面设计,更贴合角膜形态,根据临床经验,同等的AC情况下,非球面设计的镜片和球面设计的镜片要达到同等的配适松紧度,非球面设计的镜片需要将AC收紧0.25~0.50D,因此非球面设计的镜片选片时可以按照以往的球面镜片设计的选择原则,看5mm处的K值,在此基础上适当收紧0.25~0.50D即可作为第一片试戴片参数。

　　2. VST设计镜片最佳 e 值范围是0.4~0.6,角膜 e 值过大时,患者周边曲率会更加平坦,应选择的AC参数比平坦子午线K更加平坦。用常规设计的镜片进行试戴时有可能出现镜片卡嵌、镜片黏附(AC紧泪液交换变差),放松AC试戴后,镜片移动度增加,有利于泪液交换,但BC区镜片矢高降低,过低容易出现角膜中央的机械性摩擦,从而出现角膜上皮损伤等问题。

3. 试戴后角膜地形图差异图情况可以辅助判断镜片的松紧度,若中央区曲率较之前接近或更加平坦,则为塑形过程中的正常表现,如果曲率较之前陡峭,有可能是配适偏紧,应放松镜片 AC 或缩小镜片总直径,但是试戴后若角膜上皮损伤,差异图也会呈现假性中央岛的情况,此情况不具有参考意义。

4. 当试戴镜片后出现角膜中央区点染(角膜中心片状荧光染色)时,考虑为镜片中央矢高过低或泪液交换不良所致,VST 设计镜片可通过调整镜片矢高的方法解决,软件定制镜片可根据患者的角膜形态来加工镜片,保证中央处较合适的矢高,解决患者高 e 值的问题。

5. 试戴时若出现角膜上皮点染的情况应中止试戴,采用人工泪液或促进上皮修复药物点眼,待角膜健康后再试戴,避免出现严重的角膜损伤。

案例九 平坦角膜塑形镜验配案例

基本信息:患者男性,10 岁,近视度数增长较快,曾采用框架眼镜联合 0.01% 阿托品点眼 1 年,近视度数增长 1.25D,欲验配角膜塑形镜以控制近视度数增长。角膜塑形前眼部屈光状态见表 2-9-1(以左眼为例)。

表 2-9-1 左眼角膜塑形前眼部屈光状态

眼别	左眼
主觉验光屈光度	−5.50DS(裸眼视力 0.1,矫正视力 1.0)
模拟 K 读数	40.63D@164°;41.24D@74°
e 值	0.68/0.44
HVID	11.0mm
眼轴	27mm

medmont 角膜地形图见图 2-9-1(重复测量多次,结果一致)。

角膜地形图分析:左眼角膜地形图轴向图显示角膜直径(HVID=11.0mm)属于正常角膜大小,角膜散光 0.61D,角膜不对称,稍偏颞侧,平坦 e 值(0.68)稍大。

选片思考:角膜平坦子午线 K 值 40.63D,偏平坦,平坦 e 值 0.68,角膜从中央区到周边区变平较快,角膜形态不对称,角膜曲率最陡峭点稍偏颞侧,且患者近视度数为 −5.50DS,临床上为了角膜的安全,通常塑形后角膜曲率下限为 37.0~38.0D,因此该患者仅有 3.0D 的塑形空间,预测白天需要配戴 −2.50D 的框架眼镜,以满足日常生活需求。从角膜地形图的 e 值 0.68(中央 6mm 直径

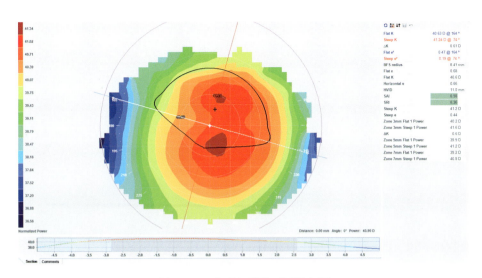

图 2-9-1　左眼角膜地形图轴向图

范围内的曲率变化速率）及整体颜色梯度差异,特别是中周部颜色的快速变化可知,周边部的角膜曲率变化会更快速,因此如果使用常规 e 值的试戴镜片可能会由于中央矢高不合适而无法获得良好的镜片配适,因此本案例使用的是特殊 e 值的试戴镜片。此时 5mm 处平坦子午线 K 值为 39.9D,因此考虑第一片的试戴镜片为（VST 设计）40.00/−4.00/10.5,国产品牌 e=2.0 试戴片。

后表面光学区曲率 BOZR=9.57mm/ 镜片总直径 =10.5mm/ 光学区 =5.9mm/AC=8.44mm/ 目标降幅 4D/ 材料 Boston XO。

试戴 10 分钟后,镜片荧光素染色配适见图 2-9-2。

荧光素染色的静态评估:镜片定位稍偏下,直径适中,BC 偏小,RC 偏宽,AC 荧光素堆积,与 PC 界限不分明,配适稍松。

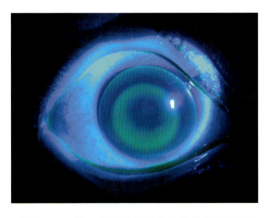

图 2-9-2　第一次试戴镜片荧光素染色配适图

　　荧光素染色的动态评估简述:荧光素进入速度较快,自然眼位镜片定位稍偏下,瞬目后镜片移动度稍大,但自动回归角膜中央。

　　戴镜片上验光:−1.75D。

　　戴镜30分钟后摘镜,角膜地形图切向差异图见图2-9-3。

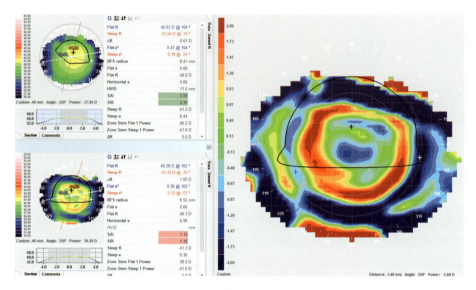

图2-9-3　角膜地形图切向差异图

　　角膜地形图切向差异图分析:塑形后位置居中,呈牛眼状,中央角膜曲率变平1.00D。

　　摘镜后裂隙灯显微镜检查:患者眼表健康,无不适。

　　综合评估最终订镜参数:左眼40.00/−4.50/10.5,e=2.0镜片。

　　左眼取镜后荧光素染色配适见图2-9-4。

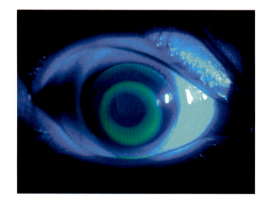

图2-9-4　取镜后荧光素染色配适图

荧光素染色的静态评估：镜片中央定位良好，镜片直径良好，BC 大小适中，RC 宽度适中，AC 宽度适中，PC 稍细，镜片整体配适可接受。

荧光素染色的动态评估简述：荧光素自动进入，自然眼位镜片定位居中，瞬目时试戴片移动稍大，但能自动回归角膜中央。

戴镜 1 个月后复诊：裸眼视力 0.5，角膜地形图治疗区位置居中，角膜健康无不适，白天配戴 −1.50D 的框架眼镜。

案例启示：

1. 通常角膜曲率在 42.00~44.00D 为验配的最佳角膜曲率，过平的角膜会增加镜片偏位风险，本案例角膜平且近视度数高，建议将塑形后角膜的平坦子午线 K 值控制在 38D 以内，因此需要主动降低配镜度数，以提高配戴的安全性。现有的研究认为，降镜片的屈光度并不会影响其近视的控制效果，反而使得配戴后角膜更安全。

2. 该患者角膜 e 值相对较大，由角膜地形图色阶可见中周部角膜曲率变化较快，由于患者自身角膜曲率较平，越到周边曲率更低，若试戴普通 VST 设计镜片，AC 弧要比角膜平坦子午线 K 平坦更多，会造成角膜中央与镜片过于贴附（矢高低），可能导致角膜上皮点染。另外该患者近视度数较高，也会增加中央角膜的压力，所以为保证患者配戴后的眼表安全，为该患者试戴特殊 e 值设计的镜片。

3. 首片试戴镜参数的选择原则依旧是首选合适的试戴镜直径，再考虑 5mm 处平坦子午线 K 值。

案例十　以体检为目的角膜塑形镜验配案例

基本信息：患者女性，25 岁，右眼近视 −1.75DS，左眼近视 −2.00DS，要求裸眼视力达到 0.6⁺ 以满足体检标准，故验配角膜塑形镜。角膜塑形前眼部屈光状态见表 2-10-1（以右眼为例）。

medmont 角膜地形图见图 2-10-1（重复测量多次，结果一致）。

表 2-10-1　右眼角膜塑形前眼部屈光状态

眼别	右眼
主觉验光屈光度	−1.75DS（裸眼视力 0.4，矫正视力 1.0）
模拟 K 读数	43.62D@174°；44.64D@84°
e 值	0.52/0.53
HVID	10.8mm

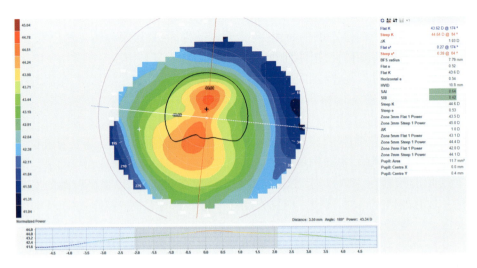

图 2-10-1　右眼角膜地形图轴向图

角膜地形图分析：右眼角膜地形图轴向图显示角膜直径（HIVD=10.8mm），属于正常角膜大小，角膜平坦子午线 K 为 43.62D，散光 1.03D，角膜形态基本对称，平坦 e=0.52，陡峭 e=0.53，整体角膜形态为常规形态，考虑常规球面设计的角膜塑形镜。

选片思考：首选合适的试戴镜直径，再考虑 5mm 处平坦子午线 K 值。因此第一片试戴片为普通球面镜片（VST 设计）43.00/−2.00/10.6。

试戴 10 分钟后，镜片荧光素染色配适见图 2-10-2。

荧光素染色的静态评估：镜片中心定位良好，镜片直径稍大，BC 大小适中，RC 宽度适中，AC 偏宽，PC 稍细，为稍偏紧配适。

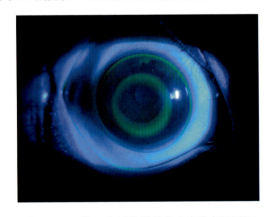

图 2-10-2　第一次试戴镜片荧光素染色配适图

荧光素染色的动态评估简述：瞬目时荧光素能自动进入，定位居中，镜片平滑移动，活动度良好。

戴镜片上验光：+0.50D。

戴镜 30 分钟后摘镜，角膜地形图切向差异图见图 2-10-3。

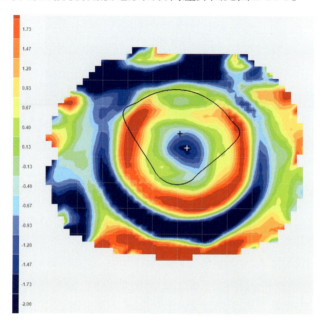

图 2-10-3　角膜地形图切向差异图

角膜地形图切向差异图分析：塑形位置居中，呈牛眼状，角膜曲率变平1.57D。

摘镜后裂隙灯显微镜检查：患者眼表健康，无不适。

摘镜后右眼裸眼视力提升至 1.0。

第二片试戴片 43.00/–4.00/10.2，VST 设计品牌。试戴的原因是感觉 10.6mm直径稍大，改用 10.2mm 镜片。

试戴 10 分钟后镜片荧光素染色配适见图 2-10-4。

荧光素染色的静态评估：镜片中心定位良好，镜片直径适中，BC 大小适中，RC 宽度适中，AC 宽度适中，1:00 和 6:00 位方向荧光素充盈，PC 稍细，整体配适可接受。

荧光素染色的动态评估简述：眨眼时荧光素自动进入，镜片定位稍偏颞侧，受眨眼的影响，镜片移动度较大。

仅依靠静态荧光染色图不足以确定角膜塑形镜的配适状态，还应参考塑形后角膜地形图差异图和动态图以及患者戴镜后反应，以进行综合判断。

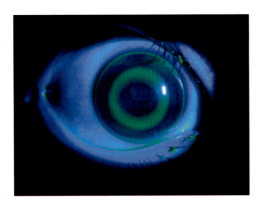

图 2-10-4　第二次试戴镜片荧光素染色配适图

订镜思路:考虑到患者需要满足体检要求的视力,镜片配适应适当偏紧,在试戴 10.6mm 直径试戴片时,戴镜后差异图正位,角膜健康。最终订镜参数为 43.00/–2.00/10.6,为 VST 设计镜片。

戴镜 1 周后复诊:双眼裸眼视力均为 1.0,角膜地形图治疗区位置居中,角膜健康无不适。

案例启示:

1. 验配角膜塑形镜前应了解患者的配镜目的,如本案例患者的需求为体检视力,因此对视力要求较高,配前应充分了解患者体检时的视力标准,通过配前检查对塑形效果进行预估,初步筛选是否可以达到患者预期(例如该患者平坦 BC 43.62D,须矫正 –1.75D,压迫系数为 0.75D,平坦目标为 –1.75+(–0.75)=–2.50D,镜片 BC 43.62–2.50=41.12D,大于安全值 38D,所以该患者可以尝试通过角膜塑形镜的方法提升视力。另外摘镜后视力还受到患者角膜散光、眼睑松紧、睡眠姿势等因素的影响,试戴前应与患者进行良好的沟通。

2. 了解患者年龄、近视度数和体检时间(由于体检患者年龄较大,应预留充足的配戴时间,让患者适应配戴塑形镜后出现周边离焦的视觉现象)。

3. 在保证良好的泪液交换的情况下,可以适当增加镜片直径,保证配戴时镜片的稳定性,以获得稳定的视力。

案例十一　低度散光眼角膜塑形镜验配案例

基本情况:患者女性,10 岁,框架镜配戴史 1 年,为了延缓近视增长,同时达到摘镜目的,要求验配角膜塑形镜。角膜塑形前屈光状态见表 2-11-1(以右眼为例)。

表 2-11-1　右眼角膜塑形前眼部屈光状态

眼别	右眼
主觉验光屈光度	−3.00DS/−0.50DC×165（裸眼视力 0.2，矫正视力 1.0）
模拟 K 读数	42.02D@166°；43.22D@76°
e 值	0.67/0.35
HVID	11.0mm

medmont 角膜地形图见图 2-11-1。

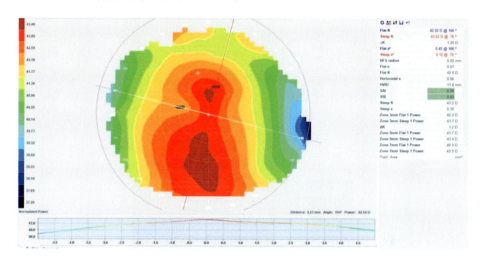

图 2-11-1　右眼角膜地形图轴向图

角膜地形图分析：右眼角膜地形图轴向图显示角膜直径（HVID=11.0mm），属于正常偏小的角膜，顺规角膜散光 1.2D，角膜不对称，下方散光范围较大，延伸至周边，平坦 e 值（0.67）较大。

8mm 直径主子午线高度差见图 2-11-2、图 2-11-3。

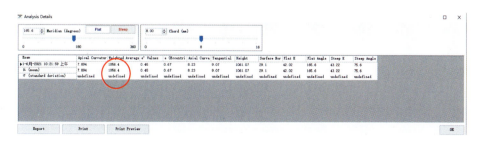

图 2-11-2　角膜平坦子午线 8mm 高度分析图

57

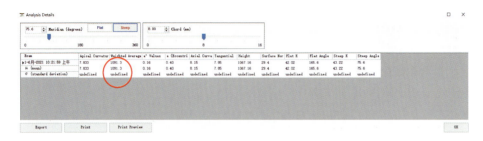

图 2-11-3　角膜陡峭子午线 8mm 高度分析图

高度差计算:8mm 处角膜高度差为 1 091.3−1 056.4=34.9μm。

选片思路:由于该患者角膜散光量较小,考虑先用常规球面 VST 角膜塑形镜进行试戴评估,如散光方向有荧光逃逸现象则再按需选用散光型号试戴;患者角膜平均 e 值为 0.51,在 e 值正常大小时,水平 AC 弧位置镜片与角膜的贴合度可以参考角膜地形图轴向图 5mm 位置的曲率(不看 7mm 曲率是考虑由于 Placido 地形图原理所存在的限制,越靠周边曲率的精准度越差,因此以 5mm 曲率来估计 AC 弧位置曲率),此时 5mm 水平曲率为 41.70D,因此第一片试戴片为(VST 设计)41.50/−3.00/10.6。

试戴 10 分钟后,镜片荧光素染色配适见图 2-11-4。

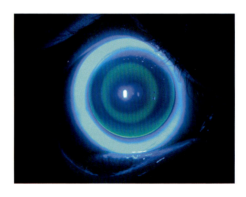

图 2-11-4　第一次试戴镜片荧光素染色配适图

荧光素染色的静态评估:镜片中心定位稍偏上,镜片直径良好,BC 区面积可接受,RC 上方荧光素较充盈,AC 宽度适中但下方 AC 弧有轻微荧光逃逸,PC 宽度水平方向适中,垂直方向上方不明显,下方荧光充盈。

荧光素染色动态的评估简述:荧光素进入速度正常,自然眼位镜片定位稍偏上,正常瞬目时镜片移动度正常,能自动回到中央。[理想的荧光素静态染色评估状态:中心定位良好,中央治疗区 3~5mm,RC 宽 0.5~1.0mm,AC 宽 1.0~1.5mm,PC 宽度约 0.4mm;理想的荧光素染色动态评估状态:荧光素自动进入,镜片定位居中(镜片垂直和水平偏位≤0.5mm),瞬目时镜片移动(1~2.5mm),能自动回到中央。]

建议患者增加闭眼试戴时间,结合戴后角膜地形图表现,观察是否存在散光方向塑形力不足以及镜片偏位的情况。

戴镜片上验光:–0.50D。

戴镜30分钟后摘镜,角膜地形图切向差异图见图2-11-5。

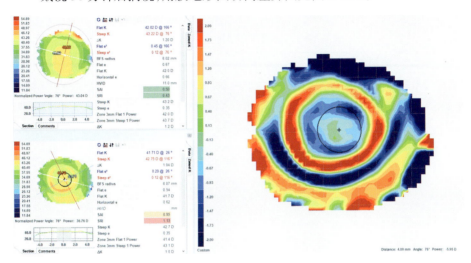

图 2-11-5　角膜地形图切向差异图

角膜地形图切向差异图分析:塑形位置居中,呈牛眼状,离焦环封闭完整,无散光方向压迫不足的现象,AC 弧曲率及镜片直径相对合适,提示用普通型号塑形镜即可,无须使用散光型号塑形镜。只需要确定镜片降幅即可。

摘镜后裂隙灯显微镜检查:患者眼表健康,无不适。

综合评估最终订镜参数:右眼 41.50/–3.50/10.6。

案例启示:

1. 散光片的选择与 AC 弧所在位置的水平与垂直方向矢高差有关,矢高差在 30~40μm 时不一定用散光塑形镜验配,可先选用普通型号塑形镜进行试戴评估,再结合试戴后的角膜地形图差异图来指导选择镜片的设计种类。

2. 试戴后角膜地形图差异图情况可以辅助判断镜片的松紧度,以及提示试戴片类型的选择是否合适。本案例中若角膜地形图差异图显示离焦环封闭不全,则提示垂直方向 AC 弧与角膜未贴合,是塑形力不足的表现,建议更换散光设计的试戴片。

3. 如荧光染色时不好判断,建议增加患者试戴时间,例如配戴镜片30分钟以上,此时角膜地形图的改变较为明显。

案例十二　大直径合并散光眼
角膜塑形镜验配案例

基本情况:患者女性,12 岁,为了延缓近视增长而验配角膜塑形镜,塑形前眼部屈光状态见表 2-12-1(以左眼为例)。

表 2-12-1　左眼角膜塑形前眼部屈光状态

眼别	左眼
主觉验光屈光度	−4.25DS/−1.00DC×180(裸眼视力 0.1,矫正视力 1.0)
模拟 K 读数	44.33D@174°;46.03D@84°
e 值	0.5/0.2
HVID	12.0mm

medmont 角膜地形图见图 2-12-1(重复测量多次,结果一致)。

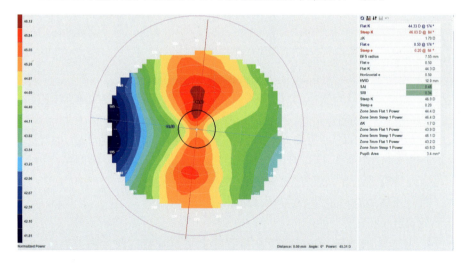

图 2-12-1　左眼角膜地形图轴向图

角膜地形图分析:左眼角膜地形图轴向图显示角膜直径(HVID=12.0mm),属于偏大角膜,顺规角膜散光 1.70D,散光范围较大形态显示为"边到边"。平坦 e 值(0.5)正常。

8mm 直径主子午线高度差图见图 2-12-2、图 2-12-3。

高度差计算:8mm 处角膜高度差为 1 175.5−1 126.7=48.8μm,高度差较大。

选片思考:由于该患者角膜 8mm 直径主子午线矢高差超过 40μm,考虑到

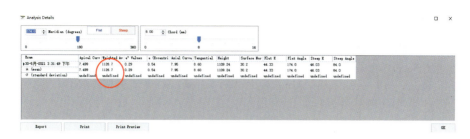

图 2-12-2　角膜平坦子午线 8mm 高度分析图

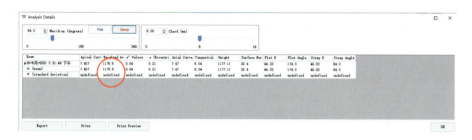

图 2-12-3　角膜陡峭子午线 8mm 高度分析图

散光片稳定性较好,因此建议首选散光设计试戴片。该患者角膜直径大,角膜水平可见虹膜 HVID 为 12mm,预估镜片直径 =12×0.95=11.4mm。常规应首选大直径试戴片进行试戴,但由于散光试戴片型号没有大直径 11mm 以上直径,因此使用标准直径 10.6mm 散光片进行试戴评估。散光试戴片选择应考虑垂直和水平 AC 弧位置镜片与角膜的贴合度,可以参考角膜地形图轴向图 5mm 位置曲率(不看 7mm 曲率是考虑由于 Placido 地形图原理所存在的限制,越靠周边曲率的精准度越差,因此以 5mm 曲率来估计 AC 弧位置曲率),本案例 5mm 水平曲率为 43.90D,e 值正常,因此可以考虑水平 AC 为 44.00D,此时垂直方向 AC 为 45.50D,我们从角膜地形图上可知,5mm 处陡峭子午线 K 为 46.1D,因此预测垂直方向可能会有荧光充盈(需要试戴后荧光染色来验证)。

综上所述,第一片试戴片为(VST 设计)44.00/45.50/–3.00/10.6。

试戴 10 分钟后,镜片荧光素染色配适见图 2-12-4。

荧光素染色的静态评估:镜片中心定位良好,镜片直径较小,角膜覆盖度不足,BC 偏横椭圆形,中央区压迫面积稍小,RC 较宽并出现气泡,AC 封闭良好,未出现荧光逃逸现象,PC 宽度适中。

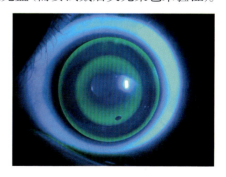

图 2-12-4　镜片荧光素染色配适图

61

荧光素染色的动态评估简述：荧光素进入速度快，自然眼位镜片定位居中，正常瞬目能自动回到中央，但活动度较大，考虑由于镜片偏小导致，应在增加镜片直径的同时放平 AC，并再次试戴。〔理想的荧光素静态染色评估状态：中心定位良好，中央治疗区 3~5mm，RC 宽 0.5~1.0mm，AC 宽 1.0~1.5mm，PC 宽度约 0.4mm；理想的荧光素染色动态评估状态：荧光素自动进入，镜片定位居中（镜片垂直和水平偏位≤0.5mm），瞬目时镜片移动（1~2.5mm），但能自动回到中央。〕

调参思路：

1. 镜片直径小，镜片配适轻度拱顶，可以放松一挡 AC，同时增大镜片直径。下一片的试戴参数可考虑为 43.75/45.25/−3.00/10.8 或者 43.50/45.00/−3.00/11.0。AC 和直径的联动变化是考虑到增大直径对整体配适的影响，通常认为镜片直径每变化 0.2mm 等同于 AC 弧曲率变化 0.25D，所以 AC 放松 0.25D，镜片理论上配适会变松，但是此时镜片直径增加了 0.2mm，镜片配适理论上又会变紧，因此整体配适可能不变。本案例 10.6mm 直径试戴片为镜片小且配适轻微拱顶状态，需要增大直径和放松 AC，但是临床上通常没有大直径散光试戴片，因此可以参照这种思路直接下订单 AC 参数：43.50/45.00/X/11.0（不选择 43.75/44.25/−3.00/10.8 的原因是直径 10.8mm 预估不够）。

2. 这种方式下订单存在的问题是镜片配适可能偏松或者偏紧，如何来减小误差，可以参照角膜地形图参数，此时角膜地形图显示 5mm 处 K 值为 43.9/46.1D（不看 7mm 处 K 值的原因是考虑到角膜地形图周边曲率的准确性不及中周边，5mm 处 K 值可信度较高一些），由 5mm 处 K 值可推测 AC 弧所在位置的 K 值小于 43.9D/46.1D，此时我们给出的 AC 为 43.50D/45.00D，水平方向基本平行配适，竖直方向 46.1D 和 45.00D 差距为 1D（一般适宜的差距值为 0.5D），因此可以考虑将订镜参数调整为 43.50/45.25/X/11.0。定制镜片 AC 散光量为 1.75D，与 8mm 高度差 48.8μm 相匹配（30~40μm，1.5D 散光值；40~50μm，1.75D 散光值）。

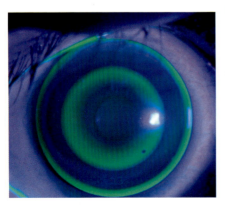

图 2-12-5　取镜后荧光素染色配适图

戴镜片上验光：−1.00D。

综合评估最终订镜参数：左眼 43.50/45.25/−4.00/11.0。

左眼取镜荧光素染色配适见图 2-12-5。

荧光素染色的静态评估：镜片直径覆盖良好，BC 大小适中，RC 宽度适中，AC 宽度适中，PC 宽度适中，镜片整体配适可接受。

荧光素染色的动态评估简述：荧光素自动进入，自然眼位镜片定位居中，瞬目时镜片平滑移动,移动度良好,自动回归中央。

戴镜 1 周复诊:左眼裸眼视力 1.0,角膜地形图差异图显示治疗区位置居中,角膜健康无不适。

戴镜 1 周角膜地形图切向差异图见图 2-12-6。

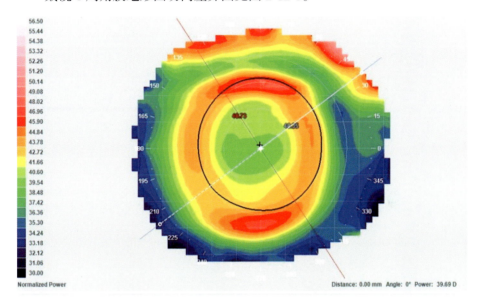

图 2-12-6　戴镜 1 周后左眼角膜地形图切向差异图

案例启示:

1. 本案例为大直径散光角膜验配塑形镜,临床上多没有相近的试戴片进行试戴评估,所以难度较大。

2. 试戴片直径 10.6mm 偏小,如何选择第一片试戴片参数(见选片思考)。

3. 在试戴片配适参数的基础上确定镜片参数(见调参思路)。

案例十三　非对称性散光眼角膜塑形镜验配案例

基本信息:患者女性,12 岁,为了延缓近视增长要求验配角膜塑形镜,角膜塑形前眼部屈光状态见表 2-13-1(以右眼为例)。

medmont 角膜地形图见图 2-13-1(重复测量多次,结果一致)。

角膜地形图分析:右眼角膜地形图轴向图显示角膜直径(HVID=11.9mm),属于偏大角膜,角膜顺规散光 2.28D,角膜不对称,下方散光范围大,延伸至周边,平坦 e 值(0.7)较大。右眼角膜地形图轴向图:角膜平坦子午线 K 41.63D,角膜横径 11.9mm,预估镜片直径 =11.9×0.95≈11.3mm。

表 2-13-1 右眼角膜塑形前眼部屈光状态

眼别	右眼
主觉验光屈光度	−4.25DS/−1.75DC×170（裸眼视力 0.1，矫正视力 1.0）
模拟 K 读数	41.63D@164°；43.92D@74°
e 值	0.7/0.65@74°
HVID	11.9mm

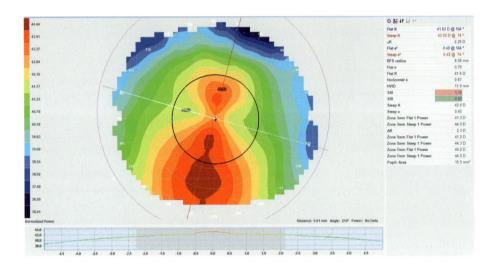

图 2-13-1 右眼角膜地形图轴向图

8mm 直径主子午线高度差见图 2-13-2、图 2-13-3。

高度差计算：8mm 处角膜高度差为 1 108.0−1 041.0=67μm，高度差较大。

选片思考：由于该患者角膜散光大于 1.50D，且下方散光范围已超过镜片 AC 区域（常规塑形镜镜片 AC 位于角膜直径 8mm 附近），且高度差超过 40μm，

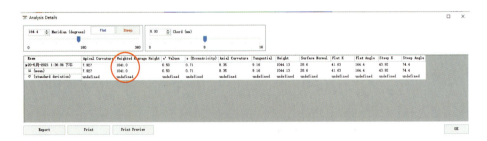

图 2-13-2 角膜平坦子午线 8mm 高度分析图

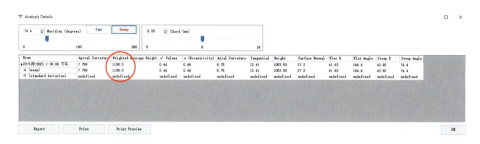

图 2-13-3　角膜陡峭子午线 8mm 高度分析图

考虑到散光片稳定性较好,因此第一片试戴片选择了散光设计试戴片。试戴片的弧度需要结合 5mm 处 K 值分析,5mm 处 K 值为 41.2D/44.3D,假设选择 41.25D/42.75D 试戴片,镜片竖直方向 K 值 42.75D 与角膜 44.3D 的差距较大,预估配适竖直方向较松,因此考虑选择 41.50D/43.00D 试戴片(假设选择 42.00D/43.50D 的试戴片,预估配适水平方向较紧,竖直方向可能配适良好,无论选择哪个参数,按照这种思路先模拟,然后戴镜验证,在荧光染色的基础上调整两个方向的配适,确定最后所需的镜片参数)。综上所述,第一片试戴片为(VST 设计)41.50/43.00/−3.00/10.6。

试戴 10 分钟后,镜片荧光素染色配适见图 2-13-4。

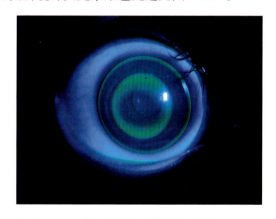

图 2-13-4　第一次试戴镜片荧光素染色配适图

荧光素染色的静态评估:镜片中心定位稍偏下,镜片直径稍小,BC 压平面积稍小,RC 稍窄,AC 封闭完整未出现荧光逃逸现象,提示镜片散光量足够,PC 稍窄,镜片整体配适稍紧,需整体放松。

荧光素染色的动态评估简述:荧光素进入较困难,须用下睑轻推进入,并且进入速度较慢,自然眼位镜片定位稍偏下,正常瞬目时镜片移动度稍小,但能自动回到中央[理想的荧光素静态染色评估状态:中心定位良好,中央治疗区 3~5mm，RC 宽 0.5~1.0mm，AC 宽 1.0~1.5mm，PC 宽度约 0.4mm；理想的荧光素染色动态评估状态：荧光素自动进入，镜片定位居中（镜片垂直和水平偏位 ≤0.5mm），瞬目时镜片移动（1~2.5mm），但能自动回到中央。〕

戴镜片上验光：-1.25D。

戴镜 30 分钟后摘镜，角膜地形图切向差异图见图 2-13-5。

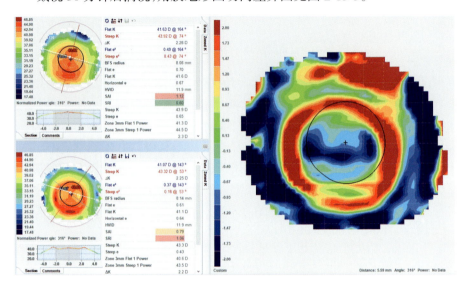

图 2-13-5　角膜地形图切向差异图

角膜地形图切向差异图分析：塑形位置居中，角膜中央曲率变平坦，地形图显示离焦环均匀完整，AC 弧散光量基本满足，镜片定位稍偏下，是镜片配适稍紧所致。

摘镜后裂隙灯显微镜检查：患者眼表健康，无不适。

订镜思路：在选择试戴片时，预估 41.50D/43.00D 试戴片在竖直方向上与 5mm 处 K 值 44.3D 差异较大，可能会出现竖直方向的偏松配适，但试戴后镜片配适在竖直方向并没有偏松，原因是患者角膜 e 值（平坦 e 值 0.7，陡峭 e 值 0.65），e 值较大，角膜曲率从中央向周边部曲率变化较快，虽然 5mm 角膜 K 值为 44.3D，过渡到 AC 弧位置（8mm 处）时，竖直方向角膜曲率与镜片曲率相匹配。试戴片直径为 10.6mm，镜片直径稍小，考虑调整为 10.8mm 直径，根据 AC 和直径的联动关系，增大直径 0.2mm，放松 AC 0.25D。

综合评估最终订镜参数：右眼 41.25/42.75/-4.25/10.8。

案例启示：

高度差在超过 40μm 时，常需用散光设计的角膜塑形镜验配，可以通过稍微增加 AC 弧宽度来改善镜片定位。

本案例患者 e 值较大,角膜直径较大,近视度数较高(–4.25D),选片试戴的思路在此不再赘述,需要补充的是关于镜片整体矢高的把握,平均 e 值大于 0.6 的角膜,近视度数高于 –4.00D,验配常规 VST 设计的镜片容易发生镜片矢高过低而发生角膜损伤。为避免角膜由于矢高低造成的损伤,可以预防性增大 RC 曲率半径,通常 RC–0.1mm 或 RC–0.2mm,矢高相应增高 10~20μm。

案例十四　小直径合并中央区散光眼 角膜塑形镜验配案例

基本信息:患者男,9 岁,未配戴过眼镜,学校查体发现双眼视力差异较大,试戴框架镜出现头晕现象,无法适应。角膜塑形前眼部屈光状态见表 2-14-1(以右眼为例)。

表 2-14-1　双眼角膜塑形前眼部屈光状态

眼别	右眼	左眼
主觉验光屈光度	–2.25DS/–0.75DC × 170(裸眼视力 0.2,矫正视力 1.0)	+0.75DS/–0.75DC × 10(裸眼视力 1.0,矫正视力 1.0)
模拟 K 读数	43.81D@155°;45.81D@65°	43.60D@160°;45.60D@60°
e 值	0.56/0.38	0.51/0.42
HVID	10.6mm	10.6mm

medmont 角膜地形图见图 2-14-1(重复测量多次,结果一致)。

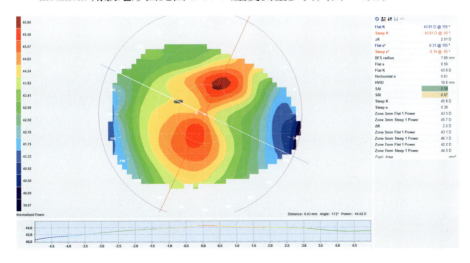

图 2-14-1　右眼角膜地形图轴向图

67

角膜地形图分析:右眼角膜地形图轴向图显示角膜直径(HVID=10.6mm),属于偏小角膜,顺规角膜散光2.01D,但散光范围偏中央区,平坦 e 值(0.56)。考虑选择小直径的标准试戴片进行试戴评估。

8mm 直径主子午线高度差见图 2-14-2、图 2-14-3。

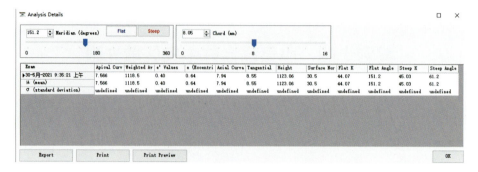

图 2-14-2　角膜平坦子午线 8mm 高度分析图

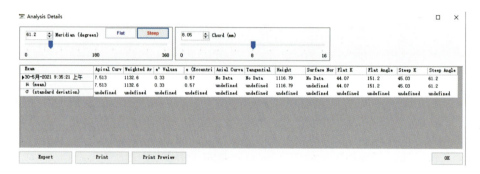

图 2-14-3　角膜陡峭子午线 8mm 高度分析图

8mm 弦长高度差计算:1 132.6-1 118.5=14.1μm。

选片思考:由于该患者散光范围偏中央区,因此第一片试戴片选择了常规设计试戴片。试戴片选择应考虑垂直和水平 AC 弧位置镜片与角膜的贴合度,可以参考地形图轴向图 5mm 位置曲率,此时 5mm 水平曲率为 43.10D,HIVD为 10.6mm,预估角膜直径 =10.6×0.95=10.07mm,由于试戴片的直径受限,因此第一片试戴片为(VST 设计)43.00/-4.00/10.2。

试戴 10 分钟后,镜片荧光素染色配适见图 2-14-4。

荧光素染色的静态评估:镜片中心定位良好,镜片直径稍大,BC 面积较大,RC 稍窄,AC 封闭未出现荧光逃逸,提示常规设计即可,PC 很窄,镜片整体配适稍紧。

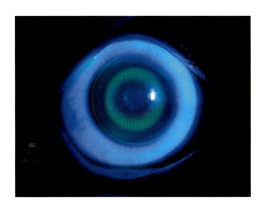

图 2-14-4　试戴镜片荧光素染色配适图

荧光素染色的动态评估简述:荧光素进入困难,镜片卡嵌,基本无活动度,自然眼位镜片定位居中,正常瞬目时镜片移动度很小,镜片未在中央移动过。[理想的荧光素静态染色评估状态:中心定位良好,中央治疗区 3~5mm,RC 宽 0.5~1.0mm,AC 宽 1.0~1.5mm,PC 宽度约 0.4mm;理想的荧光素染色动态评估状态:荧光素自动进入,镜片定位居中(镜片垂直和水平偏位≤0.5mm),瞬目时镜片移动(1~2.5mm),但能自动回到中央。]

戴镜片上验光:+2.25D。

摘镜后裂隙灯显微镜检查:患者角膜中央点状着色。

订镜思路:在选择试戴片时,预估 43.00/−4.00/10.2 试戴片降度高于患者实际降度,同时试戴片直径较大,可能会出现镜片偏紧配适,致角膜中央区出现上皮剥脱。试戴片直径为 10.2mm,荧光染色显示 AC 偏紧,考虑减少 0.2mm,调整为 10.0mm 直径,由于直径减小后镜片配适会变松,所以不再改变镜片 AC 值。

综合评估最终订镜参数:右眼 43.00/−1.75/10.0。

右眼取镜荧光素染色配适见图 2-14-5。

荧光素染色的静态评估:镜片定位居中,直径可接受,BC 大小适中,RC 宽度适中,AC 宽度适中,PC 宽度适中,镜片整体配适可接受。

荧光素染色的动态评估简述:荧光素自动进入,自然眼位镜片定位居中,瞬目时镜片活动度稍小可接受,能自动回归中央。

戴镜 1 周后复诊:右眼裸眼视力 1.0,角膜地形图治疗区位置居中,角膜健康,无不适。

戴镜 1 周后,角膜地形图切向差异图见图 2-14-6。

角膜地形图切向差异图分析:塑形位置居中,角膜中央曲率变平,离焦环未完全封闭,提示可能由于患者睡姿不良或泪膜质量差导致,嘱患者注意睡姿及增加瞬目次数。

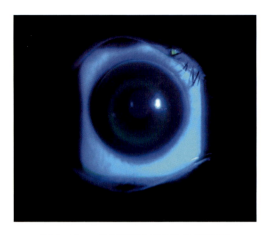

图 2-14-5　取镜后荧光素染色配适图

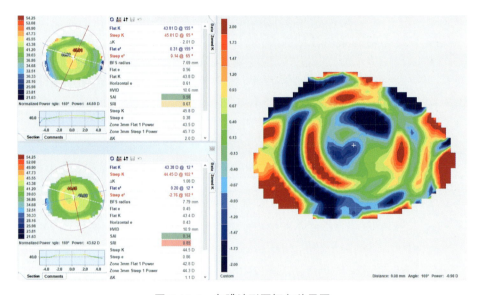

图 2-14-6　角膜地形图切向差异图

案例启示：

1. 对于角膜直径偏小的患者，选择试戴片时对镜片直径的把控尤应注意。

2. 当患者角膜偏大时，试戴较小直径的试戴片往往会出现镜片活动度偏大、镜片定位不良、或者患者主诉配戴有明显异物感的情况，但造成角膜中央区上皮点状剥脱的情况很少出现。同时直径稍小的镜片中央定位常可接受，可以根据荧光染色图来预估增加直径后各个弧段的配适情况（参考案例十二和案例十三）。

3. 当患者角膜直径偏小时，试戴较大直径的试戴片往往会出现镜片活动度偏小甚至卡嵌而无活动度的情况，常伴随着角膜中央区的上皮剥脱。当镜片直径过大时覆盖范围甚至超过角巩膜缘,提示镜片偏紧,荧光染色无法进入,无法根据荧光染色图来预估减少镜片直径后各个弧段的配适,这种情况无法仅通过放松镜片 AC 来改善试戴镜的活动度。

4. 本案例患者为屈光参差,配戴框架眼镜后视物两眼视网膜成像大小不等,双眼融像较困难,易出现视疲劳及头晕等症状。这类青少年患者更适合配戴角膜塑形镜,在控制近视的同时提高单眼的裸眼视力,改善双眼融像能力。

案例十五　小直径合并高 e 值角膜塑形镜验配案例

基本信息:患者女性,11 岁,左眼近视,期望控制近视度数的增长且白天不戴眼镜,欲验配左眼角膜塑形镜。左眼角膜塑形前屈光状态见表 2-15-1。

表 2-15-1　左眼角膜塑形前眼部屈光状态

检查项目	左眼
散瞳验光屈光度	−1.00DS(裸眼视力 0.5,矫正视力 1.0)
模拟 K 度数	41.47D@179°;42.66D@89°
e 值	0.85/0.86
HVID	10.7mm

medmont 角膜地形图见图 2-15-1(重复测量多次,结果一致)。

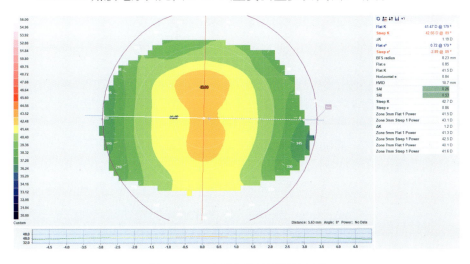

图 2-15-1　左眼角膜地形图轴向图

71

角膜地形图分析:左眼角膜地形图轴向图显示角膜直径(HIVD=10.7mm),较正常角膜直径偏小,角膜散光1.19D,散光集中在5mm内偏中央区,角膜 e 值偏大(0.85/0.86)。

选片思考:角膜HVID=10.7mm,属于偏小角膜,角膜 e 值(0.85/0.86)偏大,因小直径试戴片没有基于 e 值设计类型的镜片,综合考虑后选择常规设计的小直径试戴片作为第一次试戴评估。又因角膜 e 值偏大,所选择镜片的AC要比角膜平坦子午线K平坦些,因此第一片试戴片为国产VST设计40.50/−4.00/10.2。

VST设计球面镜片:后表面光学区曲率BOZR=9.44mm/镜片总直径10.2mm/光学区=6.0mm/AC弧=8.33mm/目标降幅4D/材料Boston XO。

试戴10分钟后,镜片荧光素染色配适见图2-15-2。

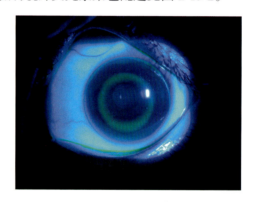

图2-15-2 第一次试戴镜片荧光素染色配适图

荧光素染色的静态评估:镜片中心定位良好,镜片直径稍大,BC区为圆形,未出现散光量不够问题。RC宽度适中,AC封闭完整,PC相对较窄,整体提示镜片直径稍大,稍偏紧配适。[理想的静态荧光染色图:中心定位良好,中央治疗区3~5mm,RC宽0.5~1.0mm,AC宽1.0~1.5mm,间隙宽度约0.4mm。]

荧光染色的动态评估简述:荧光素代谢速度稍慢,自然眼位镜片定位居中,正常瞬目时镜片移动度稍小,但能自动回到中央位置。

戴镜15分钟后摘镜,角膜地形图切向差异图见图2-15-3。

角膜地形图切向差异图分析:镜片中心定位良好,塑形位置居中,呈牛眼状,BC区域压平明显,未出现明显的中央岛,RC区封闭完整,可见明显的周边离焦状改变。

摘镜后裂隙灯显微镜检查:患者眼表健康,无不适。

建议:戴镜30分钟,待角膜形态回弹后尝试10.0mm直径的试戴片进行再次试戴评估。

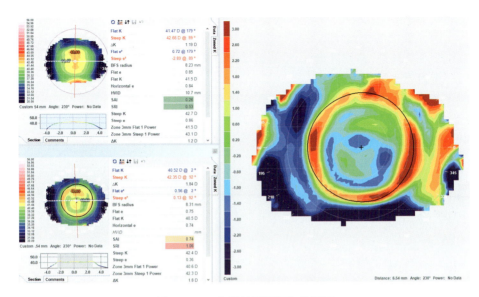

图 2-15-3 角膜地形图切向差异图

第二片试戴片:VST 设计 40.50/-6.00/10.0。

VST 设计球面镜片:后表面光学区曲率 BOZR=10mm/ 镜片总直径 =10.0mm/ 光学区 =6.0mm/AC=8.33mm/ 目标降幅 6D/ 材料 Boston XO。

试戴 10 分钟后,镜片荧光素染色配适见图 2-15-4。

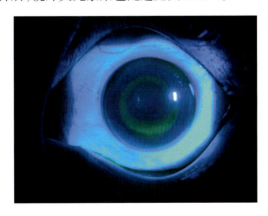

图 2-15-4 第二次试戴镜片荧光素染色配适图

荧光素染色的静态评估:镜片中心定位良好,镜片直径较上一只 10.2mm 试戴片更为合适,中央 BC 区为圆形,未出现散光量不足问题。RC 宽度适中,AC 封闭完整,PC 宽度可接受,配适可接受。[理想的静态荧光染色图:中心定位良好,中央治疗区 3~5mm,RC 宽 0.5~1.0mm,AC 宽 1.0~1.5mm,间隙宽度约

0.4mm。]

荧光染色的动态评估简述:荧光素自动进入,自然眼位镜片定位居中,瞬目镜片平滑移动,移动度良好,且能自动回归中央。

戴镜片上验光:+5.00D。

戴镜 30 分钟后摘镜,角膜地形图切向差异图见图 2-15-5。

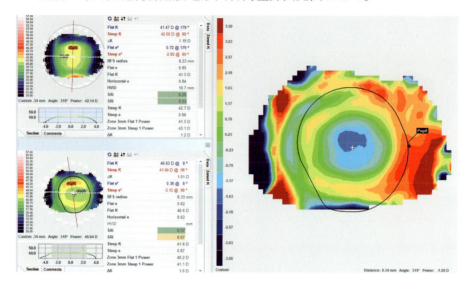

图 2-15-5　角膜地形图切向差异图

角膜地形图切向差异图分析:镜片塑形位置居中,呈牛眼状,BC 区域压平面积明显增加,与该试戴镜片降幅为 6D 有关,导致 BC 压平速度更快,RC 环封闭完整,可见明显的周边离焦状改变。

摘镜后裂隙灯显微镜检查:患者眼表健康,无不适。

综合评估最终订镜参数: 左眼 40.50/−0.50/10.0。

案例启示:

1. VST 设计试戴镜片为 $e=0.5$ 设计,对于高 e 值患者角膜周边曲率会更加平坦。如果按照常规的选片方法试戴,容易出现配适过紧的情况,应选择 AC 参数比平坦子午线 K 更加平坦的试戴片进行试戴。

2. 对于角膜直径较小的患者,应首选小直径的试戴片进行试戴,忌用大直径的试戴片给小直径的角膜进行试戴,以免出现镜片卡到角巩膜缘的位置,造成配适偏紧的假象;此外镜片直径偏大容易出现角膜点染,在试戴过程中应密切关注患者的角膜健康情况;一般镜片直径的选择方法为 WTW × 0.87 或 HVID × 0.95/0.9。

3. 选择试戴片时要注意试戴片的降幅,尽量选择贴近患者度数本身的参数,但临床中常常由于试戴片的种类数量受限。该病例患者的实际度数较低,试戴片的降幅越大角膜 BC 区域的压平面积和曲率变化也越大,一般 VST 设计镜片为联动改变。

案例十六 大 *e* 值角膜塑形镜验配案例

基本信息:患者女性,13 岁,右眼近视,欲平衡两眼视力且控制近视度数增长,故验配角膜塑形镜。右眼屈光状态见表 2-16-1。

表 2-16-1 右眼角膜塑形前眼部屈光状态

检查项目	右眼
散瞳验光屈光度	−1.50DS/−0.50DC×180(裸眼视力 0.2,矫正视力 1.0)
模拟 K 度数	43.58D@170°;44.87D@80°
e 值	0.78/0.72
HVID	11.2mm

medmont 角膜地形图见图 2-16-1(重复多次测量,结果一致)。

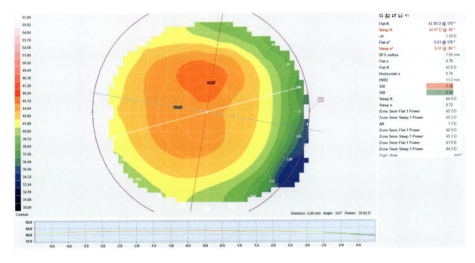

图 2-16-1 右眼角膜地形图轴向图

角膜地形图分析:右眼角膜地形图轴向图角膜直径是(HVID=11.2mm),大小适中,*e* 值(0.78/0.72)偏大,角膜散光度为 1.29D,主要在中央区 7mm 范围内,未见明显的边到边散光,整体角膜曲率不对称,颞侧曲率高于鼻侧曲率。可选择常规设计的角膜塑形镜进行试戴评估。

　　选片思考:角膜直径正常,角膜散光度 1.29D,散光居于中央区 7mm 范围内,因此考虑常规类型镜片即可,无需使用环曲类型镜片;但由于角膜 *e* 值稍大,因此使用基于 *e* 值或可调整矢高类型设计的镜片更合适,经与家长沟通选择 CRT 类型镜片。

　　第一片试戴片:CRT 拉卡参数选择 8.2-525-33-10.5。

　　CRT 设计球面镜片:BC=8.2mm/RZD=525μm/LZA=33°/ 直径 =10.5mm/ 材料 Paragon HDS 100。

　　本案例使用的试戴镜片品牌为 CRT,配有专门的试戴片参数选择卡片,选择患者的角膜平坦子午线 K 数值及患者的主觉验光球镜结果,通过拉卡的方式选择对应的试戴片型号。试戴片的直径均为 10.5mm,材料:Paragon HDS 100。

　　试戴 10 分钟后,镜片荧光素染色配适见图 2-16-2。

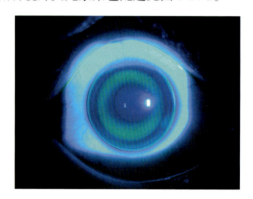

图 2-16-2　第一次试戴镜片荧光素染色配适图

　　荧光素染色的静态评估:镜片中心定位良好,镜片直径垂直方向稍大,中央矢高可接受,RZD 完整封闭未出现散光不足的情况,LZA 偏细,整体配适稍紧。

　　荧光素染色的动态评估简述:荧光素进入速度稍慢,自然眼位镜片定位居中,正常瞬目时镜片移动度稍小,但能自动回到中央。

　　第二片试戴片:CRT 8.2-525-32-10.5。

　　CRT 设计球面镜片:BC=8.2mm/RZD=525μm/LZA=32°/ 直径 =10.5mm/ 材料 Paragon HDS 100。

　　调整思路:由于患者角膜 *e* 值稍大,角膜周边较中央区曲率更平坦,因此考虑第二片抬高 LZA 1°进行试戴。

　　配戴 10 分钟后,镜片荧光素染色配适见图 2-16-3。

　　荧光染色的静态评估:镜片中心定位良好,镜片直径垂直方向稍大,中央矢高过低,RZD 完整封闭,LZA 宽度适中,整体配适稍松。

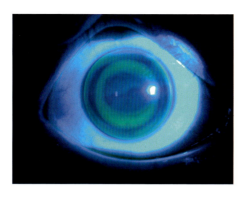

图 2-16-3 第二次试戴镜片荧光素染色配适图

荧光素染色的动态评估简述:荧光素自然进入,自然眼位镜片定位居中,正常瞬目时镜片移动度良好,能自动回到中央。

戴镜 30 分钟后摘镜,角膜地形图切向差异图见图 2-16-4。

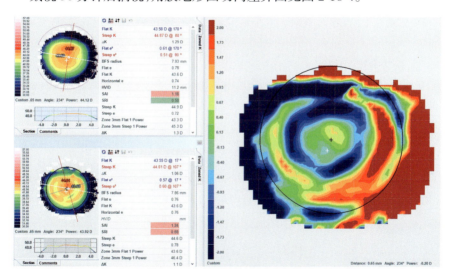

图 2-16-4 角膜地形图切向差异图

角膜地形图切向差异图分析:镜片塑形位置居中,中央 BC 区呈现轻微中央岛趋势。

摘镜后裂隙灯显微镜检查:角膜上皮出现散在点染,给予人工泪液滴眼液点眼,30 分钟后待角膜回弹,尝试将矢高升高 25μm,再进行试戴。

第三片试戴片:CRT 8.2-550-32-10.5。

CRT 设计球面镜片:BC=8.2mm/RZD=550μm/LZA=32° / 直径 =10.5mm/ 材料 Paragon HDS 100。

调整思路:由于中央矢高较低导致试戴后出现角膜点染,因此考虑将矢高升高 25μm 进行,再次试戴。

配戴 10 分钟后,镜片荧光素染色配适见图 2-16-5。

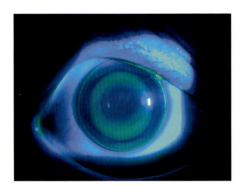

图 2-16-5　镜片荧光素染色配适图

荧光素染色的静态评估:镜片定位较良好,镜片直径垂直方向稍大,中央压平区面积较上一试戴片有所减小,中央区矢高适中,LZD 完整封闭,LZA 宽度适中,整体配适可接受。

荧光染色的动态评估简述:荧光素能够自动进入,自然眼位镜片定位居中,正常瞬目移动度良好,能够自动回到中央。

戴镜片上验光:+0.50D。

戴镜 30 分钟后摘镜,角膜地形图切向差异图见图 2-16-6。

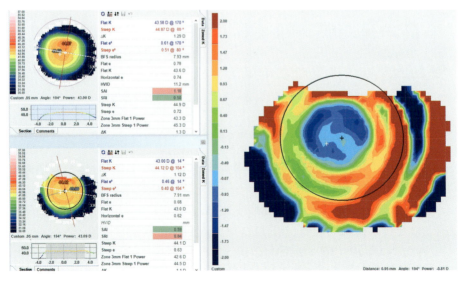

图 2-16-6　角膜地形图切向差异图

角膜地形图切向差异图分析：塑形位置居中，呈牛眼状，中央压平区明显。

摘镜后裂隙灯显微镜检查：患者眼表健康，无不适。

最终订镜：CRT 标准镜片 8.2-550-32-10.5。

CRT 设计球面镜片：BC=8.2mm/RZD=550μm/LZA=32°/直径=10.5mm/材料 Paragon HDS 100。

三个试戴片荧光素染色图配适比较见图 2-16-7~ 图 2-16-9，配戴第二片试戴片和第三片试戴片角膜地形图切向图和差异图比较见图 2-16-10、图 2-16-11。

荧光素染色的静态配适分析：图 2-16-7 与图 2-16-8 的 LZA 不同，图 2-16-8 和与图 2-16-9 的矢高不同。

角膜地形图切向差异图分析：从戴镜后角膜地形图可见，矢高不同者角膜中央塑形区的大小存在明显差异。

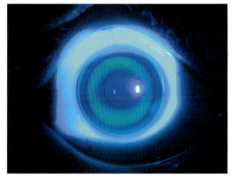

图 2-16-7　8.2-525-33

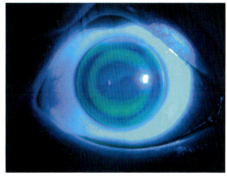

图 2-16-8　8.2-525-32

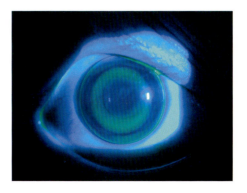

图 2-16-9　8.2-550-32

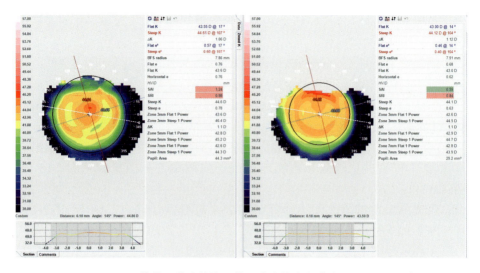

图 2-16-10　配戴第二片试戴片和第三片试戴片角膜地形图切向图比较

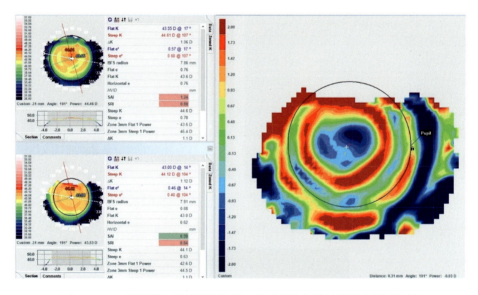

图 2-16-11　配戴第二片试戴片和第三片试戴片角膜地形图差异图比较

案例启示：

1. e 值大的角膜选择验配 CRT 时，为保证镜片周边与角膜的匹配性，在 CRT 拉卡选择镜片参数后通常需要抬高 1° LZA 进行首片的试戴，以解决 LZA 过细的问题。

2. 在抬高 LZA 后，要观察镜片 BC 区的矢高是否过低，矢高过低容易出现角膜点染，因此抬高 LZA 后我们通常会将矢高升高 25μm。

案例十七 角膜塑形镜标准片和 toric 镜片的选择

基本信息：患者女性，13 岁，之前配戴角膜塑形镜，现已停戴 1 个月拟重新验配角膜塑形镜，角膜塑形前眼部屈光状态见表 2-17-1（以左眼为例）。

表 2-17-1　左眼角膜塑形前眼部屈光状态

眼别	左眼
散瞳验光屈光度	−2.50DS/−0.75DC × 10（裸眼 0.3，矫正视力 1.0）
模拟 K 度数	42.55D@13°；44.64D@103°
e 值	0.66/0.51
HVID	11.4mm

medmont 角膜地形图见图 2-17-1（重复测量多次，结果一致）。

角膜地形图分析：左眼角膜地形图轴向图显示角膜直径（HVID=11.4mm），属于正常角膜直径，顺规角膜散光 2.09D，并且为边到边散光，角膜 e 值适中。

8mm 弦长高度差见图 2-17-2。

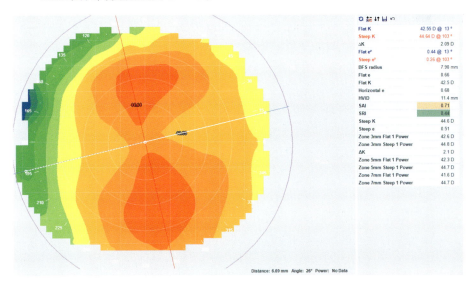

图 2-17-1　左眼角膜地形图轴向图

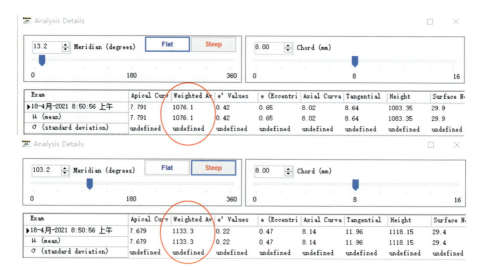

图 2-17-2　角膜平坦 / 陡峭子午线 8mm 高度分析图

8mm 弦长高度差计算：1 133.3－1 076.1=57.2μm。

选片思考：该患者角膜散光 2.09D，高度 57.2μm 且散光范围较大，符合环曲类型镜片选择的任何一条规则，但患者家长表示孩子曾经戴过球面镜片，想使用球面类型镜片先试戴。因患者角膜散光度较高，选择 VST 设计的球面类型镜片时 AC 要稍陡峭，以保证镜片的整体定位。因此首选第一片试戴片（VST 设计）42.50/–3.00/10.6。

VST 设计球面镜片：后表面光学区曲率 BOZR=8.70mm/ 镜片总直径 =10.6mm/ 光学区 =6.0mm/AC=7.94mm/ 目标降幅 3D/ 材料 Boston Equalens Ⅱ。

试戴 10 分钟后，镜片荧光素染色配适见图 2-17-3。

荧光度染色的静态评估：镜片定位居中，镜片直径覆盖角膜面积约 95%，BC 区面积稍小，RC 弧较宽且下方有少量小气泡堆积，AC 水平方向配适良好，AC 垂直方向翘起并出现荧光逃逸，整体配适提示散光不足。

荧光素染色的动态评估简述：荧光素自动进入，自然眼位镜片定位居中，自然瞬目镜片移动度稍大。

镜片调整：与家长沟通考虑环曲类型镜片更适合患者角膜形态，因此第二片试戴片在第一片的基础上直接加用 toric 镜片 42.50/44.00/–3.00/10.6。

VST 设计 toric 镜片：后表面光学区曲率 BOZR=8.70mm/8.38mm、镜片总直径 =10.6mm、光学区 =6.0mm、AC=7.94mm/7.67mm、目标降幅 3D、材料 Boston Equalens Ⅱ。

试戴 10 分钟后，镜片荧光染色配适见图 2-17-4。

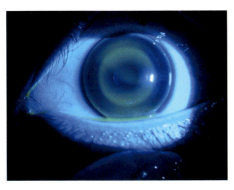 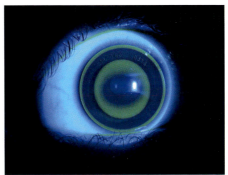

图 2-17-3　第一次试戴镜片　　　　图 2-17-4　第二次试戴镜片
　　　　　荧光素染色配适图　　　　　　　　荧光素染色配适图

　　荧光素染色的静态评估:镜片定位居中,镜片直径覆盖 95% 角膜,BC 区大小适中,RC 区封闭完整,AC 弧段 360° 封闭完好,未出现荧光逃逸现象,周边 PC 宽度适中,整体配适可接受。

　　荧光素染色的动态评估简述:荧光素自动进入,自然眼位定位居中,正常瞬目镜片移动度良好,且未出现荧光逃逸现象。

　　戴镜片上验光:+0.75D。

　　试戴 30 分钟后摘镜,角膜地形图切向差异图见图 2-17-5。

　　角膜地形图切向差异图分析:塑形位置居中,角膜中央 BC 区压平明显,RC 区形成明显的离焦环,整体呈牛眼状。

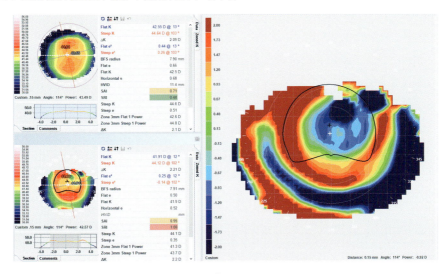

图 2-17-5　角膜地形图切向差异图

摘镜后裂隙灯显微镜检查：患者眼表健康，无不适。

综合评估最终订镜参数：左眼 42.50/44.00/–2.75/10.6。

VST 设计 toric 镜片：后表面光学区曲率 BOZR=8.65mm/8.33mm、镜片总直径 =10.6mm、光学区 =6.0mm、定位弧 =7.94mm/7.67mm、目标降幅 3D、材料 Boston Equalens Ⅱ。

案例启示：标准片和 toric 镜片的选择

1. 8mm 直径主子午线屈光力差 >1.50D，若为边到边散光时可以首选散光塑形镜（toric 设计）进行试戴。

2. 在多数情况下，8mm 直径主子午线屈光力差 <1.25D，矢高差小于 30μm 时无需用散光塑形镜验配（toric 设计）。

3. 高度差超过 40μm 时应用散光塑形镜进行验配。

4. 一般来说，每 15μm 的高度差对应 0.50D 的 toric 设计量（散光塑形镜的散光量）。

案例十八　角膜塑形镜标准片和 toric 镜片的设计

基本信息：患者女性，14 岁，右眼近视，欲验配角膜塑形镜以控制近视度数进展，右眼角膜塑形前眼部屈光状态见表 2-18-1。

medmont 角膜地形图见图 2-18-1（重复测量多次，结果一致）。

角膜地形图分析：右眼角膜地形图轴向图显示角膜直径（HVID=11.8mm），属于正常稍大角膜，顺规角膜散光 1.67D，角膜散光相对居中且未超过 7mm 范围，角膜 e 值（0.7/0.56）稍大。

8mm 直径主子午线高度差见图 2-18-2。

表 2-18-1　右眼角膜塑形前眼部屈光状态

眼别	右眼
散瞳验光屈光度	–2.25DS/–1.00DC×160（裸眼视力 0.2，矫正视力 1.0）
模拟 K 度数	43.12D@163°；44.79D@73°
e 值	0.7/0.56
HVID	11.8mm

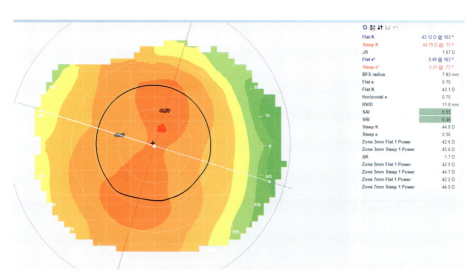

图 2-18-1　右眼角膜地形图轴向图

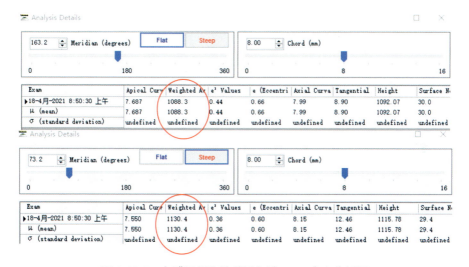

图 2-18-2　角膜平坦和陡峭子午线 8mm 高度分析图

高度差计算：8mm 处角膜高度差为 1 130.4−1 088.3=42.1μm。

选片思考：高度差 30μm 属于球面镜片和环曲镜片的临界值，该角膜情况原则上首选环曲镜片进行试戴，但该患者曾经参加过 OK 镜临床试验，家长考虑先用球面镜片试戴。在选择球面镜片试戴有散光的角膜时，VST 设计的镜片 AC 区的曲率应稍陡峭些，以保证镜片整体的定位，因此第一片试戴片的 AC 选择比平坦子午线 K 平 0.25D 的镜片进行试戴，第一片试戴片的参数为（VST 设计）42.75/−3.00/10.6。

VST 设计球面镜片：后表面光学区曲率 BOZR=8.65mm/ 镜片总直径 =10.6mm/ 光学区 =6.0mm/AC=7.989mm/ 目标降幅 3D/ 材料 Boston Equalens Ⅱ。

试戴 10 分钟后，镜片荧光素染色配适见图 2-18-3。

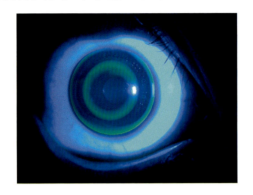

图 2-18-3 第一次试戴镜片荧光素染色配适图

荧光素染色的静态评估：镜片定位较好，镜片直径覆盖 95% 角膜，BC 区大小适中，RC 区封闭完整，AC 弧段 360° 封闭完好，未出现荧光逃逸现象，周边 PC 弧宽度适中，整体配适良好。

荧光素染色的动态评估简述：荧光素自动进入，自然眼位镜片定位居中，正常瞬目时镜片的移动度良好，且能自动回到中央。

戴镜片上验光：+0.50D。

戴镜 30 分钟后摘镜，角膜地形图切向差异图见图 2-18-4。

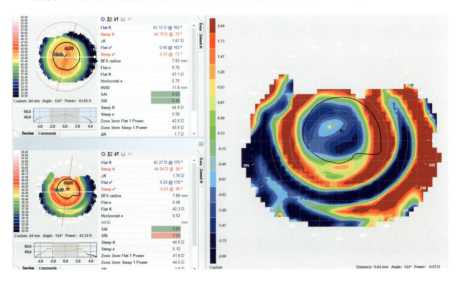

图 2-18-4 角膜地形图切向差异图

角膜地形图切向差异图分析:塑形位置居中,角膜中央 BC 区压平明显,RC 区形成明显的离焦环,整体呈牛眼状。

摘镜后裂隙灯显微镜检查:患者眼表健康,无不适。

综合评估最终订镜参数:右眼 42.75/−3.00/10.6。

VST 设计球面镜片:后表面光学区曲率 BOZR=8.65mm/ 镜片总直径 =10.6mm/光学区 =6.0mm/AC=7.989mm/ 目标降幅 3D/ 材料 Boston Equalens Ⅱ。

案例启示:标准片和 toric 镜片的选择

8mm 直径主子午线屈光力差在 1.25~1.75D 之间,高度差在 30~40μm 时,不一定需要用散光塑形镜验配。

案例十九　大直径角膜塑形镜验配案例

基本信息:患者男性,12 岁,右眼近视,曾配戴角膜塑形镜 1 年,现停戴半年拟重新验配角膜塑形镜,角膜塑形前眼部屈光状态见表 2-19-1(以右眼为例)。

表 2-19-1　右眼角膜塑形前眼部屈光状态

眼别	右眼
散瞳验光屈光度	−2.75DS(裸眼视力 0.3,矫正视力 1.0)
模拟 K 度数	40.45D@11°;41.37D@101°
e 值	0.61/0.37
HVID	11.7mm

medmont 角膜地形图见图 2-19-1(重复测量多次,结果一致)。

角膜地形图分析:右眼角膜地形图轴向图显示角膜直径(HVID=11.7mm),角膜稍大,顺规角膜散光度 0.92D,角膜曲率较平坦,角膜曲率不对称,颞侧曲率高,鼻侧曲率低,角膜 e 值在正常范围内。

选片思考:患者角膜直径稍大,应首选大直径试戴片进行试戴。对于曲率平、直径大且 e 值正常的角膜,临床上通常以平坦子午线 K 作为 VST 设计类型镜片的首选 AC 曲率,因此第一片试戴片为(VST 设计)40.50/−2.50/10.8。

VST 设计球面镜片:后表面光学区曲率 BOZR=9.06mm/ 镜片总直径 =10.8mm/光学区 =6.0mm/AC=8.33mm/ 目标降幅 2.50D/ 材料 Boston XO。

试戴 10 分钟后,镜片荧光素染色配适见图 2-19-2、图 2-19-3。

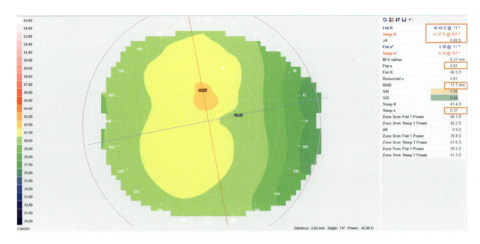

图2-19-1　右眼角膜地形图轴向图

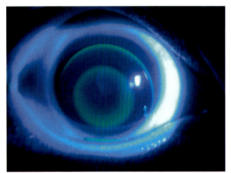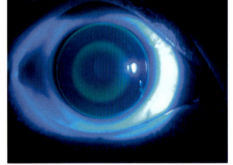

图2-19-2　第一次试戴自然眼位　　　　　图2-19-3　第一次试戴人为推正后
　　　　荧光素染色配适图　　　　　　　　　　　荧光素染色配适图

　　荧光素染色的静态评估:自然眼位镜片定位不佳,将镜片推正后(图2-19-3)直径覆盖度约80%,直径稍小,中央区BC面积稍小,RC区封闭完整,AC弧段360°封闭完好,未出现荧光逃逸现象,周边PC宽度稍细,整体配适提示镜片直径小。

　　荧光素染色的动态评估简述:荧光素自动进入,自然眼位定位偏下,正常瞬目镜片移动度稍大,定位不佳。

　　戴镜片上验光:+0.50D。

　　戴镜30分钟后,角膜地形图切向差异图见图2-19-4。

　　角膜地形图切向差异图分析:塑形区整体偏向角膜颞侧,角膜地形图显示中央压平区面积较小,与定位不稳定、镜片直径小有关,但RC区相对密闭。

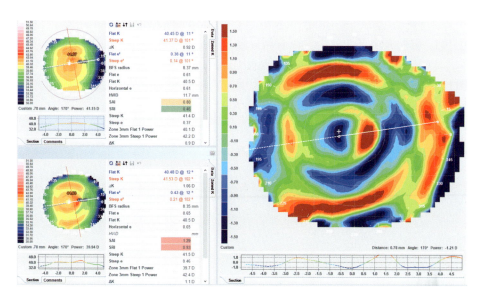

图 2-19-4　角膜地形图切向差异图

摘镜后裂隙灯显微镜检查：患者眼表健康，无不适。

综合评估最终订镜参数：40.50/-2.50/11.1（荧光染色和试戴后角膜地形图均出现定位不佳情况，因此考虑加大镜片直径）。

取镜时荧光素染色配适见图 2-19-5。

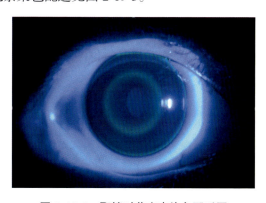

图 2-19-5　取镜时荧光素染色配适图

荧光素染色的静态评估：镜片中心定位良好，镜片直径垂直方向基本覆盖角膜，水平方向覆盖率 90%，中央 BC 稍小，RC 封闭完整，未出现荧光逃逸现象，AC 稍宽（这与将镜片直径加至默认值的 AC 区有关），PC 稍细，整体配适可接受。

荧光素染色的动态评估简述：荧光素自动进入，自然眼位镜片定位居中，瞬目时镜片移动度良好，且能够自动回归中央。

案例启示:镜片直径对于镜片配适的影响

1. 加大镜片直径有助于改善镜片偏位问题,使镜片的配适更稳定。

2. 直径加大时,周边部眼表与镜片之间的泪液间隙变少,且周边会相对偏紧,因此在配适良好的情况下,加大镜片直径的同时应适时放松 AC,反之亦然,如果要缩小镜片直径则要相应收紧 AC。

3. 若患者瞳孔较大,在增加镜片直径时可考虑将一部分直径加到 BC 区,来增加治疗区面积。

第三章

调参案例解析

案例一　通过增加镜片矢高解决
戴镜后角膜中央点染问题

　　基本信息：患者男性，10 岁，为了控制近视目的验配角膜塑形镜，角膜塑形前屈光状态见表 3-1-1（以右眼为例）。

表 3-1-1　右眼角膜屈光状态及眼前节参数

眼别	右眼
主觉验光屈光度	−6.25DS（裸眼视力 0.04，矫正视力 1.0）
模拟 K 读数	40.94D@178°；42.62D@88°
e 值	0.77/0.66
HVID	11.1mm

　　medmont 角膜地形图见图 3-1-1（重复测量多次，结果一致）。

　　角膜地形图分析：患者右眼角膜地形图轴向图显示角膜直径（HVID=11.1mm），属于正常偏小角膜，角膜顺规散光 1.67D，散光范围居中，角膜曲率40.94D，相对平坦，角膜平坦 e 值 0.77，陡峭 e 值 0.66，相对较大。

　　选片思考：此患者近视度数高（−6.25DS），预估白天裸眼视力欠佳，需要配戴低度数框架眼镜以满足白天生活需求。根据一般的选片规则，角膜地形图中 5mm 平坦子午线 K 值为 40.2D，且预估镜片直径 =HVID×0.95=11.1×0.95=10.545mm，因此第一片试戴片（原则上选择 VST 设计某品牌球面普通片，40.25/−3.00/10.6），但是当时验配人员考虑角膜 e 值大，周边曲率相对中央曲率平坦很多，从角膜地形图看出此角膜中央 5mm 内的 e 值相对正常，小直径的镜片覆盖角膜范围少,认为可以忽略角膜周边 *e* 值大的问题,因此给予的试戴参数为 40.25/–3.00/10.2。

试戴 10 分钟后,镜片荧光素染色配适见图 3-1-2。

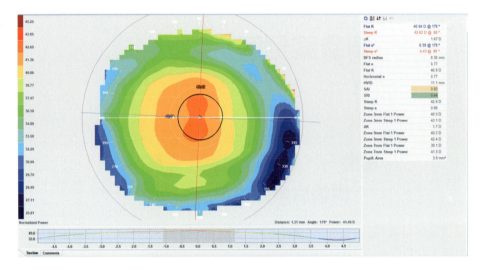

图 3-1-1 右眼角膜地形图轴向图

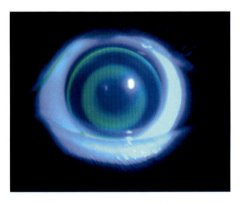

图 3-1-2 VST 设计某品牌普通
镜片荧光素染色图

荧光素染色评估:镜片整体定位稍偏下,镜片覆盖角膜范围为 90%,BC 区面积稍小,RC 宽度稍宽,AC 弧区密闭,无荧光逃逸现象,整体配适可接受。

戴镜片上验光:–2.00D。

戴镜 30 分钟后摘镜,角膜地形图切向差异图见图 3-1-3。

角膜地形图切向差异图分析:塑形位置居中,呈牛眼状,中央 BC 区面积稍小,但压平明显,RC 区密闭。

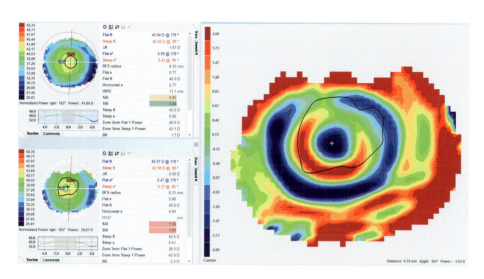

图 3-1-3　角膜地形图切向差异图

　　由于试戴后角膜地形图差异图位置正,验配者认为试戴片参数可以接受,故综合评估订镜参数:右眼 40.25/-5.00/10.2。

　　患者戴镜 1 个月后复诊:右眼裸眼视力 0.2;裂隙灯显微镜检查右眼角膜上皮出现轻微损伤(缺图),镜片荧光素染色配适见图 3-1-4。

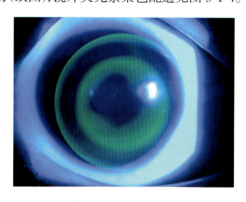

图 3-1-4　戴镜 1 个月后镜片荧光素配适图

　　荧光素染色评估:镜片轻度向鼻侧偏位,镜片直径稍小,镜片 BC 区与角膜接触面积不大但是矢高较低;瞬目时镜片活动度大,定位不稳。

　　戴镜 1 个月后角膜地形图切向差异图见图 3-1-5。

　　角膜地形图切向差异图分析:塑形区明显颞上方偏位,中央曲率平坦-2.50D,降度不足。

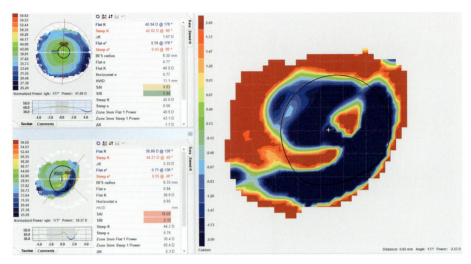

图 3-1-5　戴镜 1 个月后角膜地形图差异图

考虑到戴镜视力不佳以及戴镜中央区角膜安全性问题,考虑可以通过增加镜片直径改善镜片偏位问题,中央矢高低可以变陡 RC 曲率,由于镜片整体配适较松,考虑收紧一挡 AC,因此调整镜片参数为:右眼 40.50/−5.00/10.4,RC 曲率半径减 0.2mm(备注订单:RC−0.2mm)。

调整的思路:①为了解决镜片偏位问题,将直径加大为 10.4mm;②为了解决中央角膜损伤(矢高低)问题,将 RC 弧度变陡峭,增大中央矢高。

调参后镜片荧光素染色配适见图 3-1-6。

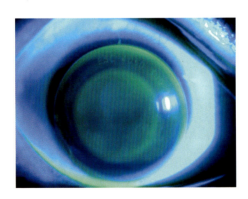

图 3-1-6　调参后镜片荧光素染色配适图

荧光素染色评估:镜片定位相对居中,镜片直径可接受,镜片中央 BC 区与角膜之间有淡淡的荧光素染色,RC、AC、PC 区域大小适中,宽度合适;瞬目时镜片活动度良好。

调参后戴镜 1 个月后复诊:右眼裸眼视力为 0.4,白天备用 –2.50D 框架眼镜;裂隙灯显微镜检查眼前节健康。

调参后戴镜 1 个月的角膜地形图切向差异图见图 3-1-7。

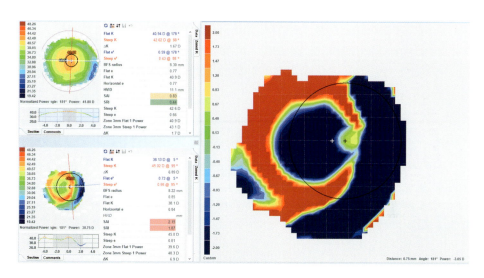

图 3-1-7   戴镜 1 个月后角膜地形图切向差异图

角膜地形图切向差异图分析:塑形位置依旧颞侧偏位,但相对于调整前有明显改善,中央压平 3.00D 左右。考虑可能因镜片中央矢高稍高造成的镜片定位不佳及矫正不足。

调参后戴镜 6 个月内未出现角膜上皮损伤。

案例启示:

1. 本案例首次出现镜片颞侧较大偏位的原因是镜片的直径过小,合适的直径是塑形镜居中稳定的保障,在裂隙灯显微镜下观察镜片的大小时观察到 0.2mm 的差异变化是比较困难的,因此可根据角膜横径(HVID × 0.95)或 Lenstar 眼前节生物测量参数(WTW × 0.87)决定镜片直径,通常在测量准确的情况下,这两个参数得到的镜片直径接近,儿童患者由于验配时精神紧张而配合程度欠佳,或验配师对儿童的角膜直径把握不好,可以参考理论值。本案例中试戴后角膜地形图正位,直接选择了试戴片直径(10.2mm),其小于预估的 10.5mm 直径,在后期复诊中角膜地形图偏位较大。

2. 本案例中原始角膜地形图角膜曲率小于 41.00D 并且屈光度高于 –3.00D,配戴角膜塑形镜后预测白天矫正视力不佳,可配合使用低度数框架眼镜以达到良好的远视力,满足日常生活需要。

3. 本案例中原始角膜地形图角膜 e 值大于 0.6,且订镜度数为 –5.00D,

高于试戴片 –3.00D,同 AC 镜片,订镜度数由 –3.00D 变为 –5.00D,此时中央矢高会降低,角膜中央压力增大,会增加角膜损伤的风险,因此临床验配中对于高于 –4.00D 的近视验配 VST 设计类型镜片时应在定位良好的基础上适当抬高矢高(RC 曲率半径变陡,RC–0.1mm 或 RC–0.2mm,预估抬高的矢高为 10~20μm),这样调整后中央角膜的安全性可提高。

4. 眼睑形态不对称、角膜曲率不对称也可导致镜片受力不均而发生偏位,对于眼睑力量过强或角膜曲率不对称的患者,在验配时可考虑适当增加镜片直径,减少镜片偏位的机会。

案例二　通过增加镜片矢高解决角膜中央反复点染问题

基本信息:患者女性,10 岁,为了达到控制近视的目的而验配角膜塑形镜,配戴角膜塑形镜前屈光状态见表 3-2-1。

表 3-2-1　角膜塑形前眼部屈光状态及眼前节参数

眼别	右眼	左眼
主觉验光屈光度	–4.50DS/–0.50DC × 175=1.0	–1.75DS/–1.00DC × 175=1.0
模拟 K 读数	44.57D@178°;45.93D@88°	44.23D@174°;45.99D@84°
e 值	0.64/0.59	0.61/0.32
HVID	10.8mm	10.9mm
WTW	11.87mm	11.81mm

medmont 角膜地形图见图 3-2-1、图 3-2-2(重复多次测量,结果一致)。

角膜地形图分析:患者双眼角膜地形图轴向图显示角膜直径(HVID=10.8mm/10.9mm),直径偏小,角膜曲率偏高且水平角膜曲率不对称,颞侧角膜曲率较鼻侧高,双眼顺规角膜散光,为 1.36D/1.75D,散光范围较大,右眼高度差 20.7μm,左眼高度差 32μm,双眼角膜 e 值在正常范围内。

经试戴,首片订镜参数如下(某品牌的 VST 设计散光塑形镜):

右眼 43.75/45.00/–4.00/10.4,RC +0.50D

左眼 43.50/45.00/–2.00/10.4,RC +0.50D

本案例主要是针对镜片配适不佳的调整分析,故省略了验配过程。

取镜时镜片荧光素染色配适见图 3-2-3、图 3-2-4。

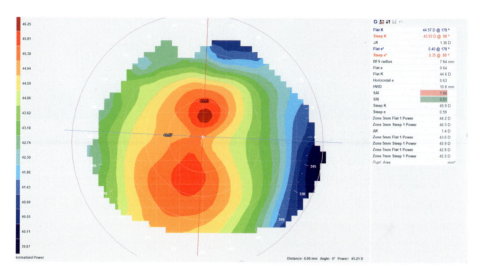

图 3-2-1 右眼原始角膜地形图轴向图

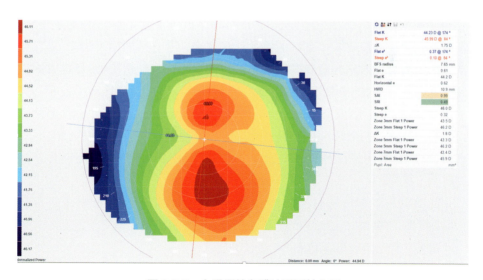

图 3-2-2 左眼原始角膜地形图轴向图

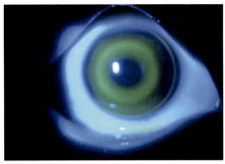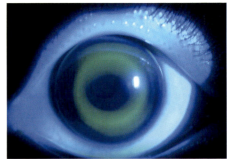

图 3-2-3　右眼取镜时荧光素染色配适图　　图 3-2-4　左眼取镜时荧光素染色配适图

右眼荧光素染色评估：镜片整体定位居中，镜片直径可接受，BC 区面积小且较黑（矢高低），RC 区宽大且边缘模糊，AC 区水平方向稍紧，竖直方向未密闭，PC 较细。瞬目时镜片移动度小（小于 1mm）。

左眼荧光素染色评估：镜片整体定位居中，BC 区横椭圆且较黑（矢高低），RC 区竖直方向宽大且边缘模糊，AC 区水平方向可接受，竖直方向稍紧，PC 较细。瞬目时镜片移动度小（小于 1mm）。

双眼配适状态分析：取镜时的配适状态受戴镜时间、荧光素染色程度的影响，应在戴镜 5~10 分钟泪液稳定后进行评估，且荧光素染色量不宜过多（一般荧光条浸湿后轻轻沾一下结膜即可）。本案例为正常染色后的荧光表现，正常的镜片配适需要一个良好的镜片移动度和一个合适的中央矢高，以保障良好的泪液交换效率和角膜健康状态。目前双眼镜片配适类似，竖直方向出现荧光逃逸，针对此种情况考虑垂直方向环曲量不足，镜片移动度较小。为了增加镜片移动度可以选择放松 AC 或者缩小镜片直径，无论采取哪种方式，镜片的整体矢高均会降低（镜片中央离角膜更近），但是此时中央 BC 区矢高已经较低了，为了保障角膜安全，此时需要改变 RC 曲率以抬高镜片整体矢高。

此案例患者在取镜和第 1 天复诊时未发生角膜损伤，因此嘱患者戴镜 1 周后复查，并嘱其一旦出现戴镜不适应及时停戴角膜塑形镜并复诊。

戴镜 1 周后复查情况见表 3-2-2。

角膜损伤分析：双眼镜片活动度小，配适过紧，且镜片中央矢高过低是造成角膜中央点染的原因，应调整镜片参数重新订镜。右眼配适弧曲率放松 0.25D，左眼竖直方向配适较紧，竖直方向 AC 弧曲率放松 0.25D，双眼镜片 RC+1.00D 定镜。

表 3-2-2 戴镜 1 周复查记录

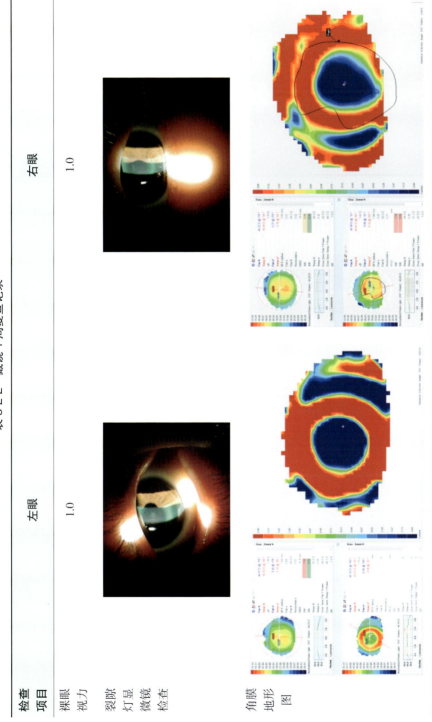

检查项目	左眼	右眼
裸眼视力	1.0	1.0
裂隙灯显微镜检查		
角膜地形图		

调整参数订镜：右眼 43.50/44.75/−4.00/10.4，RC+1.00D。

左眼 43.50/44.75/−2.00/10.4，RC+1.00D。

备注：不同镜片生产厂家改变镜片 RC 曲率的表达方式各异，RC−0.1mm 等同 RC+0.50D；验配者应根据不同品牌选择合适的表达方式。

右眼调参前、后镜片荧光素染色配适见图 3-2-5、图 3-2-6。

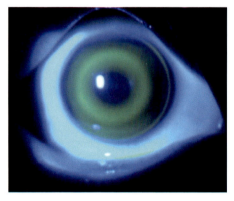 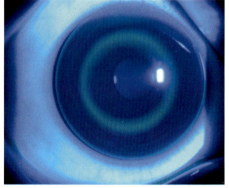

图 3-2-5 右眼调参前荧光素染色配适图　　图 3-2-6 右眼调参后镜片荧光素染色配适图

右眼调参后镜片荧光素染色配适评估：相对于初次配适，调参后的镜片 BC 区面积较调整前增加，RC 弧完整均匀，AC 区密闭，PC 区宽度稍细，自然瞬目镜片移动度改善(1~2mm)，整体配适稍紧可接受。

左眼调参前、后镜片荧光素染色配适见图 3-2-7、图 3-2-8。

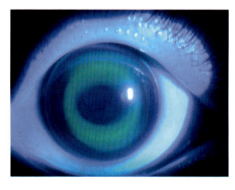 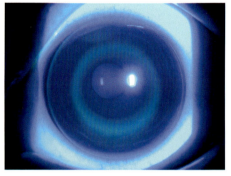

图 3-2-7 左眼调参前荧光素染色配适图　　图 3-2-8 左眼调参后镜片荧光素染色配适图

左眼调参后镜片荧光素染色配适：相对于初次配适，调参后的 BC 面积较调整前增加，RC 弧完整均匀，AC 区密闭，PC 区宽度较细，自然瞬目移动度提高，整体配适稍紧可接受。

调参后戴镜 2 周后复查：双眼裸眼视力 1.0，角膜无明显异常。

双眼角膜裂隙灯显微镜照相见图 3-2-9、图 3-2-10。

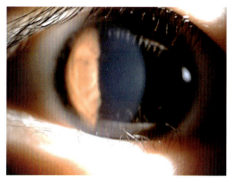 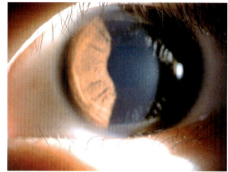

图 3-2-9　右眼角膜裂隙灯显微镜照相　　　图 3-2-10　左眼角膜裂隙灯显微镜照相

案例启示：

1. 原始角膜地形图角膜高度差小于 30μm，可先不考虑环曲面镜片，其对塑形效果的少量散光不产生明显影响，有利于戴镜后的泪液交换。本案例首次订镜给予双眼镜片散光 1.25D，镜片配适评估发现左眼竖直方向紧，泪液交换差，可能也是造成中央角膜损伤的原因之一，一般情况下 30μm 的高度差对应 0.75~1.00D 的散光量。

2. medmont 角膜地形图测量 e 值是中央 6mm 内的角膜曲率变化，该患者虽然角膜地形图模拟的 e 值不大，但地形图周边和中央色差变化大，实际角膜周边的 e 值较大。在验配时，AC 弧曲率相较平坦子午线 K 的平坦作用大于 1D，若选择常规 VST 设计镜片会存在中央矢高过低的可能，在订镜参数上需要调整镜片矢高。临床上通常将 RC 曲率半径变陡以增加镜片中央区矢高，保障角膜安全。

3. 镜片直径的选择很重要，镜片大小应覆盖角膜的 95%。该患者的镜片竖直方向超过角膜缘，也是造成镜片配适偏紧的一个原因。

4. 本案例患者近视度数高，角膜曲率偏高，中央到周边曲率变化快，这些都是出现角膜问题的较高危因素，因此对此类患者一定要关注镜片的中央矢高，可在不影响戴镜后视力的情况下预防性增加镜片矢高。

案例三 近视度数高配戴角膜塑形镜角膜中央点染

基本信息：患者女性，12岁，复诊时主诉右眼角膜塑形镜摘镜困难，右眼眼疼3天，未停戴镜片。右眼眼部屈光状态及前节参数见表3-3-1。

表 3-3-1 右眼眼部屈光状态及前节参数

眼别	右眼
散瞳验光屈光度	−6.00DS/−2.00DC×180（裸眼视力0.1，矫正视力1.0）
模拟K读数	42.06D@2°；44.16D@92°
e 值	0.21/0.09
HVID	11.0mm

原订镜参数为某VST设计镜片：41.75/42.25/−5.75/10.8。

裂隙灯显微镜检查见图3-3-1。

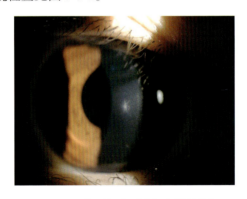

图 3-3-1 右眼角膜裂隙灯显微镜照相

右眼角膜裂隙灯显微镜照相：角膜中央上皮荧光素染色阳性，角膜上皮下浅层浸润。

医嘱：右眼停戴镜片，玻璃酸钠滴眼液点眼，每日4次，1周复诊。

换片思考：考虑该患者中央角膜损伤可能是由镜片度数高、矢高过低造成的，因此调整镜片RC曲率，增加镜片中央矢高，新订镜参数在原参数基础上调整为RC+0.75D。新镜参数为：41.75/42.25/−5.75/10.8，RC+0.75D。

用药1周后复诊，裂隙灯显微镜检查见图3-3-2。

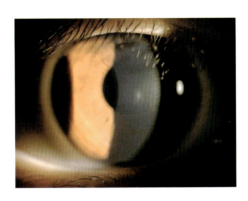

图 3-3-2 用药 1 周后右眼角膜裂隙灯显微镜照相

停戴镜片 1 周右眼角膜裂隙灯显微镜照相:角膜中央上皮荧光素染色阴性,角膜损伤部位可见云翳。

医嘱:右眼继续停戴镜片,0.1% 氟米龙滴眼液点眼,每日 3 次;小牛血去蛋白提取物滴眼液点眼,每日 1 次。用药 1 周后,0.1% 氟米龙滴眼液改为每日 2 次,连续用药 1 周后,改为 0.1% 氟米龙滴眼液点眼每日 1 次,连续用药 2 周再复诊。

停戴镜片且用药 3 周后复诊:角膜损伤已修复(图 3-3-3)。右眼新镜片荧光素染色评估显示,配适可接受(图 3-3-4)。

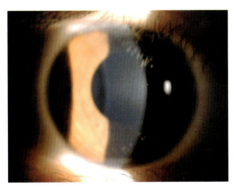

图 3-3-3 用药 3 周后右眼角膜
裂隙灯显微镜照相

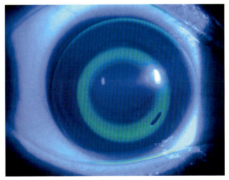

图 3-3-4 新镜片荧光素染色配适评估图

案例启示:

1. 在镜片配适良好的情况下,镜片降度越高则镜片的矢高会越低,对角膜造成的压力也会增加。对于近视度数高的患者,应尽可能将镜片的度数控制在 −4.00D 以内,以尽量降低角膜损伤的发生风险,角膜健康才能够持续地配戴 OK 镜,更好地控制近视。

2. 若验配时考虑给予足矫镜片,则应主动调高镜片整体矢高,通常可采用增加 RC 弧曲率来调整镜片矢高。根据角膜 e 值的大小可考虑 RC+0.75~+1.50D。

3. 该患者发生戴镜后眼睛不适时未及时停戴镜片,是发生严重角膜损伤的主要原因,因此在对患者进行护理及配戴宣教时应重点强调,一旦出现戴镜不适应及时停戴镜片并复诊,避免严重角膜损伤的发生。

4. 在随访过程中应对各种类型的角膜损伤进行鉴别,镜片矢高过低造成的角膜损伤其部位较为居中,而由于睡姿造成的角膜机械性损伤通常发生在角膜中周部,并伴随角膜地形图的偏位。不同类型的角膜损伤处理方式不一样,验配时应及时发现问题并及时解决,避免造成更严重的并发症。

案例四　通过降低矢高改善戴镜后视力不佳

基本信息:患者男性,8 岁,为达到控制近视的目的验配角膜塑形镜,角膜塑形前眼部屈光状态见表 3-4-1(以右眼为例)。

表 3-4-1　右眼角膜塑形前眼部屈光状态

眼别	右眼
散瞳验光屈光度	−3.00DS−0.50DC × 180(裸眼视力 0.3,矫正视力 1.0)
模拟 K 读数	42.94D@173°;44.48D@83°
e 值	0.49/0.25
HVID	10.8mm

medmont 角膜地形图见图 3-4-1(重复测量多次,结果一致)。

角膜地形图分析:右眼角膜地形图轴向图显示角膜直径(HVID=10.8mm),属于偏小角膜。顺规角膜散光 1.55D,角膜上方散光突出,延伸至周边,角膜 e 值(e=0.49/0.25)稍小。

原定镜参数:VST 设计球面镜片右眼 43.00/−3.25/10.2。

戴镜 1 周后复诊:裸眼视力 0.25,眼表健康,角膜地形图颞侧偏位。

右眼角膜地形图切向差异图见图 3-4-2。

角膜地形图分析:塑形位置颞侧偏位,BC 区小且中央压平降度不足。

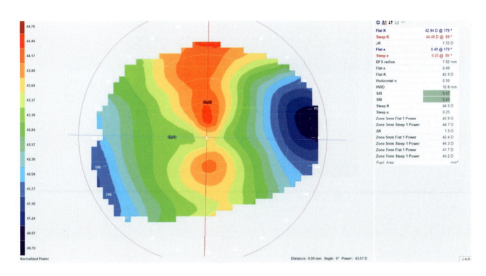

图 3-4-1 右眼角膜地形图轴向图

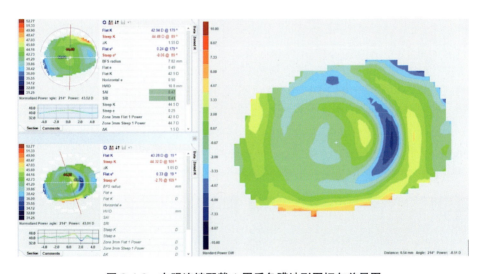

图 3-4-2 右眼连续配戴1周后角膜地形图切向差异图

右眼镜片荧光素染色配适见图 3-4-3。

荧光素染色评估:镜片颞下方偏位,镜片直径稍小,BC 区面积小,RC 区较宽,AC 区和 PC 区宽度适中;瞬目时镜片定位不佳,移动度稍大,镜片整体配适中央矢高偏高,直径偏小。

调整思路:本案例需要解决两个问题,第一是镜片颞侧偏位的问题,解决偏位通常可以通过增大镜片直径或者收紧 AC 弧来解决,本案例不考虑收紧

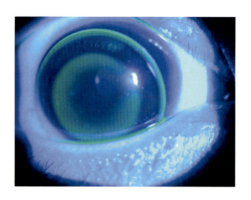

图 3-4-3 右眼镜片荧光素染色配适图

AC 是因为在中央降幅不足的情况下,收紧 AC 弧可能会造成中央矢高增加,不利于增加降幅。因此本案例考虑增大镜片 0.2mm(不同品牌镜片增大直径的规律不一样,通常是 0.1mm 一挡)。第二个问题是中央降幅不足的情况,降幅不足者通常增加镜片度数或者降低矢高,考虑本案例 e 值偏小(在订单不特殊标注的情况下,镜片通常按照 $e=0.5$ 设计),因此对于 e 值偏小的角膜,常规 $e=0.5$ 的镜片会导致戴镜后 AC 区配适良好而整体矢高偏高的情况,导致戴镜后塑形量不够,造成白天裸眼视力欠佳。对于 e 值小的角膜,可以有以下几种选择:①完全软件设计的角膜塑形镜(如:Eye lite 定制系统);②特殊 e 值设计的试戴片(例如梦戴维的 DV 系列);③改变 RC 曲率半径或增加降幅。本案例采用的是最后这种方式,RC+0.2mm。

镜片参数调整,定镜参数:43.00/−3.75/10.4,RC+0.2mm(矢高降低约 20μm)。

调整参数后镜片荧光素染色配适见图 3-4-4、图 3-4-5。

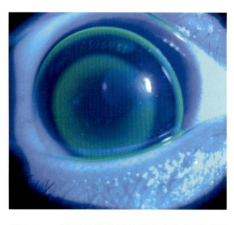
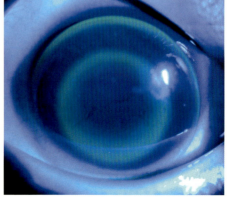

图 3-4-4 调整参数前镜片荧光素染色配适图　图 3-4-5 调整参数后镜片荧光素染色配适图

　　调整参数后荧光素染色配适评估:调整直径后,镜片居中性较调整前有所改善;降低中央区矢高后,BC区面积明显增大,整体配适可接受。

　　戴镜2周后来院复查:眼表健康,右眼裸眼视力0.8。

　　角膜地形图切向图见图3-4-6。

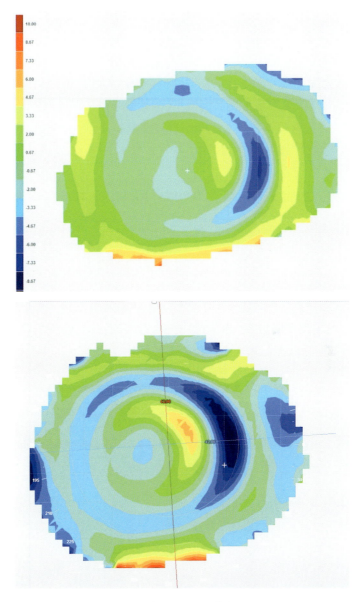

图 3-4-6　调整参数前、后角膜地形图切向图

上图为调整前;下图为调整后。

调整参数后角膜地形图分析：塑形位置偏位情况较之前有所改善，角膜中央压平较之前增加。

案例启示：

1. 本案例为 e 值较小的角膜塑形镜验配，由于中央矢高把握欠佳，导致降幅不足，患者白天裸眼视力不佳。对于 e 值较小的角膜，定制镜片时可优先考虑软件定制或者特殊 e 值设计的试戴片，提升验配的成功率。

2. 在试戴片配适稍拱顶的情况下，若镜片移动度大，可考虑放松 AC 且加大镜片直径，在提高镜片居中性的同时降低中央区矢高。

3. 本案例原始角膜地形图 e 值偏小，试戴镜片是按照 $e=0.5$ 设计的，镜片在 AC 弧合适时通常预期中央矢高会出现轻度拱顶，因此在订镜时需要考虑调整 RC 曲率，改变镜片的整体矢高（RC+0.1mm 或者 RC+0.2mm）。

4. 对于戴镜后塑形降度不足而造成的视力不好者，可适当加大降度来改善白天的视力，通常的过矫量为 +0.25~+0.50D，此时可以调整为 +0.75~+1.00D。

案例五　镜片配适过紧导致的角膜损伤

基本信息：患者女性，9 岁，双眼轻度倒睫，无验配禁忌证，右眼角膜塑形镜配戴 1 年。现发现左眼近视，为了达到控制近视的目的，验配角膜塑形镜，角膜塑形前眼部屈光状态见表 3-5-1（以左眼为例）。

表 3-5-1　左眼角膜塑形前眼部屈光状态

眼别	左眼
散瞳验光屈光度	−0.75DS−2.00DC×180（裸眼视力 0.6，矫正视力 1.0）
模拟 K 读数	43.07D@4°；45.72D@94°
e 值	0.75/0.73
HVID	11.1mm

medmont 角膜地形图见图 3-5-1（重复多次测量，结果一致）。

角膜地形图分析：左眼角膜地形图轴向图显示角膜直径（HVID=11.1mm），为正常，顺规角膜散光为 2.65D，散光度较大，散光在 7mm 直径范围呈对称领结形，e 值（0.75/0.73）较大。

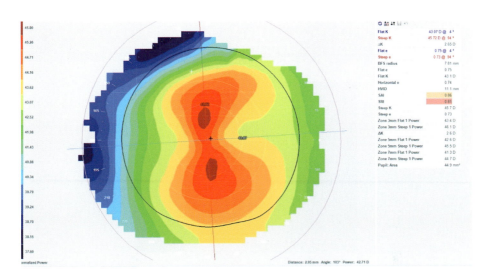

图 3-5-1 左眼角膜地形图轴向图

原定镜参数：VST 设计某品牌环曲镜片左眼 42.50/44.00/−1.25/10.6。

戴镜 3 周后复诊：左眼裸眼视力 1.0。裂隙灯显微镜检查左眼角膜中央区上皮片状点染，镜片清洁度差，角膜地形图颞侧偏位（图 3-5-2）。

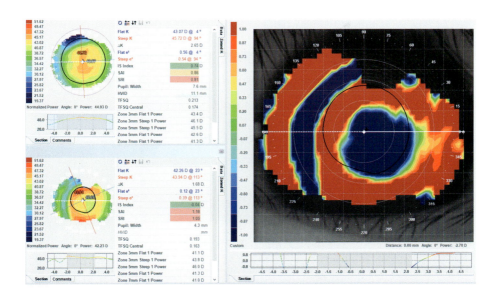

图 3-5-2 戴镜 3 周后角膜地形图切向差异图

医嘱:停戴角膜塑形镜 3 天,用小牛血去蛋白提取物眼用凝胶点眼,每晚 1 次,人工泪液点眼,每日 3 次,3 天后复诊。

戴镜 3 周后,裂隙灯显微镜检查见图 3-5-3。

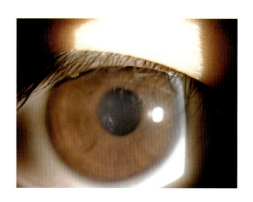

图 3-5-3　戴镜 3 周后左眼角膜
裂隙灯显微镜照相

用药 3 天后复诊:左眼角膜情况较上次好转,但仍然有角膜中央上皮片状点染。

医嘱:继续停戴角膜塑形镜,继续应用前药,4 天后复诊。

继续用药 4 天后复诊:角膜上皮损伤完全修复。

原始镜片荧光素染色配适见图 3-5-4。

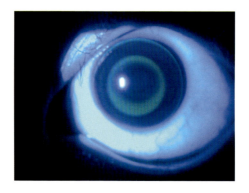

图 3-5-4　原始镜片荧光素染色配适图

荧光素染色评估:镜片整体覆盖角膜良好,BC 区较大且黑(矢高稍低),RC 区和 AC 区宽度适中,镜片 PC 细,瞬目时镜片活动度良好(移动度 1~2mm)。

参数调整思路:考虑到损伤在角膜中央区,推测与镜片矢高较低有关,因此首先应抬高 RC。由于抬高矢高后镜片整体配适可能会稍紧,所以将 AC 曲率也放松 0.25D。

调参如下:42.25/43.75/−1.00/10.6(RC−0.2mm)。

调参后镜片荧光素染色配适见图 3-5-5。

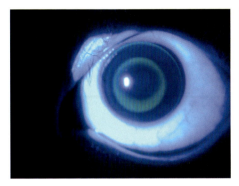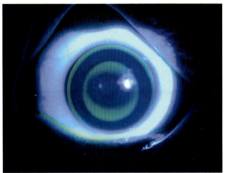

图 3-5-5　镜片放松 0.25D 抬高矢高前、后荧光素染色图对比

左图为调整前;右图为调整后。

荧光素染色配适评估:调参后镜片中央定位良好,中央 BC 区和 RC 区调整前后宽度相似,但调整后 BC 区能看出有淡淡的荧光素充盈,调整后 PC 边弧明显优于调整前,泪液交换优于调整前。

戴新镜 2 周后复诊:戴镜无不适,角膜健康,角膜地形图显示轻微向颞下偏位。角膜地形图切向差异图见图 3-5-6。

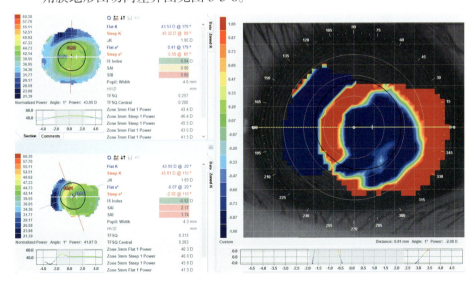

图 3-5-6　角膜地形图切向差异图

案例启示:

1. 患者轻度倒睫,其眼表的泪膜轻度不稳定,患者多次复查角膜均有轻度Ⅰ级染色,初次订镜时,镜片配适 PC 区稍细,但眨眼镜片移动度良好,整体配适可接受。考虑患者泪膜不稳定,建议适当放松镜片,以利于泪液交换,提高戴镜安全性。对于轻度倒睫情况则适当放松 AC,增加泪液交换,定期复查,必要时拔出倒睫。倒睫情况较重者建议优先手术治疗倒睫,再考虑配戴角膜塑形镜。

2. VST 设计镜片适合 e 值在 0.4~0.6 之间的角膜,本案例角膜 e 值大,角膜曲率由中央向周边变平的速度较快,在放松镜片 AC 曲率后,镜片移动度增加,改善了泪液交换,但会造成镜片整体矢高降低。BC 区矢高过低容易出现角膜中央部机械摩擦,导致中央角膜上皮损伤。当 e 值≥0.7 时,可在定位良好的基础上适当抬高整体矢高,以预防和改善治疗区过度贴合造成的角膜点染问题,从而保证配戴安全。

3. 轻度倒睫患者,对角膜造成损伤刺激的 1~3 根睫毛需要定期拔除,应提高患者的依从性,增强患者定期复查的意识,做到规律复查。

案例六　通过增加镜片直径解决睡姿不佳导致的镜片偏位问题

基本信息:患者男性,10 岁,为了达到控制近视的目的验配角膜塑形镜,角膜塑形前屈光状态见表 3-6-1(以右眼为例)。

表 3-6-1　角膜塑形前右眼屈光状态及眼前节参数

眼别	右眼
主觉验光屈光度	–4.00DS(裸眼视力 0.08,矫正视力 1.0)
模拟 K 读数	42.52D@173°;43.43D@83°
e 值	0.52/0.38
HVID	11.3mm

medmont 右眼角膜地形图轴向图见图 3-6-1。

角膜地形图分析:右眼原始角膜地形图轴向图显示角膜直径(HVID=11.3mm),属于正常角膜,顺规角膜散光 0.90D,散光范围相对居中,角膜 e 值(0.52/0.38)相对正常。

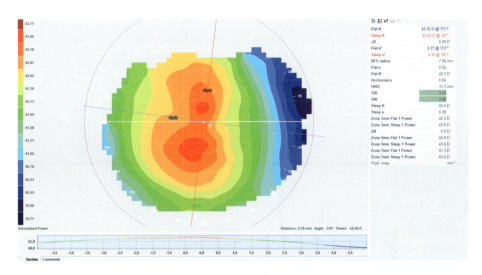

图 3-6-1　右眼原始角膜地形图轴向图

第一片试戴片：VST 设计某品牌镜片普通片

BOZR=8.82mm/ 镜片总直径 =10.6mm/ 光学区 =6.0mm/AC 弧 =7.63mm/ 目标降幅，3D/ 材料，Boston EM（42.00/−3.00/10.6）。

试戴 10 分钟后，镜片荧光素染色配适见图 3-6-2。

荧光素染色评估：镜片整体居中，直径稍小可接受，AC 弧区密闭，BC 弧区相对合适，PC 区下方稍翘。

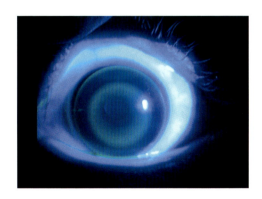

图 3-6-2　第一次试戴镜片荧光素染色配适图

戴镜 30 分钟后摘镜,角膜地形图切向差异图见图 3-6-3。

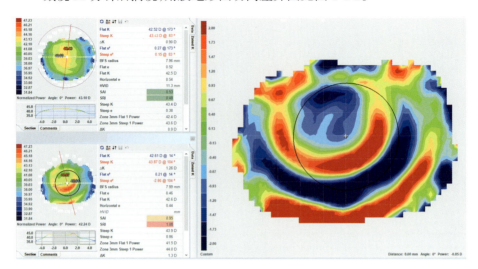

图 3-6-3 角膜地形图切向差异图

角膜地形图切向差异图分析:塑形位置稍偏颞上方,角膜地形图偏颞上方主要与镜片受眼皮作用力较大有关,镜片配适可能偏松,因此考虑收紧镜片配适,关于收紧的方式,考虑增大 AC 或者增大镜片直径。本案例中是将 AC 增加了 0.25D。最终定镜参数:右眼 42.25/–4.00/10.6。

取镜时荧光素染色评估见图 3-6-4。

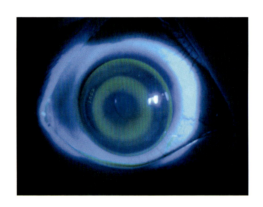

图 3-6-4 取镜时镜片荧光素染色配适图

荧光素染色配适评估:镜片整体定位居中,直径稍小可接受,中央 BC 稍小,其他各弧区基本正常,眨眼时镜片移动度 1~2mm,整体配适稍紧但可接受。

随访:患者戴镜 2 个月后复查,主诉右眼晚上戴镜偏位;裸眼视力 0.3,裂隙灯显微镜检查可见角膜中央上皮出现机械性损伤,角膜地形图向颞侧偏位。

裂隙灯显微镜检查见图 3-6-5。

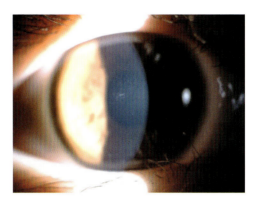

图 3-6-5 右眼角膜裂隙灯显微镜照相

裂隙灯显微镜检查:角膜上皮损伤。结合问诊,考虑此次损伤为睡觉时压到镜片所致。戴镜 2 个月后角膜地形图切向差异图见图 3-6-6。

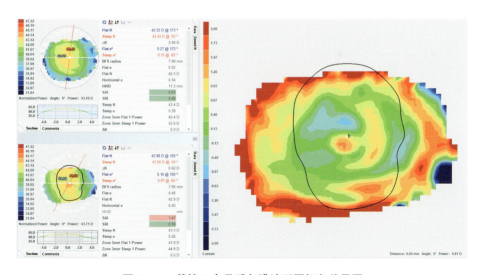

图 3-6-6 戴镜 2 个月后角膜地形图切向差异图

角膜地形图分析:塑形压痕不明显,与夜间戴镜镜片偏位有关。

镜片调整思路:家长反馈孩子睡姿较差,习惯侧位或者趴着睡觉,无法改变睡姿。考虑到此次角膜地形图偏位主要原因是镜片稍小且孩子睡姿不好,一方面沟通让孩子尽可能睡觉时保持平坦或者偶尔侧睡,另一方面考虑增大镜片直径,提高镜片的居中性。

调整镜片参数为:右眼 42.00/–4.50/10.8。

调参后镜片荧光素染色配适见图 3-6-7。

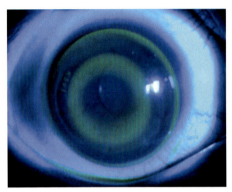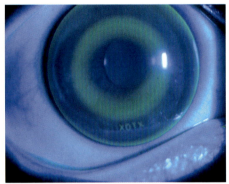

图 3-6-7　调参前、后镜片荧光素染色配适图

左图为调参前;右图为调参后。

荧光素染色评估:调参后镜片居中性良好,较调参前镜片各弧区无明显差异,镜片移动度 1~2mm,整体镜片配适可接受。

调参后戴镜 2 周后复查:裸眼视力 0.8,裂隙灯显微镜检查提示角膜健康。

调参后戴镜 2 周后角膜地形图切向差异图见图 3-6-8。

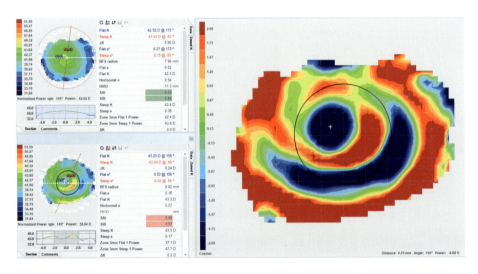

图 3-6-8　戴镜 2 周后角膜地形图切向差异图

角膜地形图分析:塑形位置轻度向颞上偏位,中央 BC 区压平明显,RC 区基本密闭。

戴新镜 2 个月后复诊:裸眼视力 0.8,角膜地形图轻度向颞上偏位,裂隙灯显微镜检查示角膜上皮损伤。通过问诊及与患者沟通,推测可能为睡觉镜片受压所致。

右眼角膜裂隙灯显微镜照相见图 3-6-9。

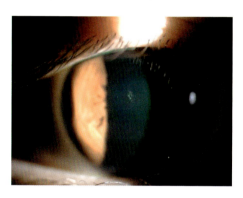

图 3-6-9　右眼角膜裂隙灯显微镜照相

医嘱:停戴塑形镜,小牛血去蛋白提取物眼用凝胶点眼,每日 2 次,人工泪液点眼,每日 4 次,1 周后复查。

1 周后复查:角膜损伤完全修复,可继续戴镜。

案例启示:

1. 发生镜片偏位的角膜地形图时,应分析造成镜片偏位的原因,若为镜片参数问题导致的镜片偏位,例如此案例中,首副镜片配戴后角膜地形图压痕混乱,视力不佳,且角膜发生损伤,考虑为镜片稍小且睡姿不良所致。由于睡姿问题难以纠正,最后采取增加镜片直径 0.2mm 的方法来进一步提高镜片的稳定性,此时镜片直径为 10.8mm,比理论上 HVID 11.3 × 0.95=10.735mm 增大。适当地增大镜片直径可能对睡姿不良的配戴者有改善镜片偏位的作用,在增大镜片直径时同时要考虑镜片的活动度,镜片直径过大有发生镜片卡嵌的风险,导致泪液交换不良,造成角膜缺氧或损伤。

2. 本案例调参前、后均出现过角膜中央区上皮损伤,而该区域上皮的损伤常考虑与镜片配适有关,镜片参数由 42.25/−4.00/10.6 调整为 42.00/−4.50/10.8,加大了直径,改善了镜片的定位能力,但是 AC 放松 0.25D 及降幅增加了 0.50D,均降低了镜片整体矢高。在泪液质量较差或镜片沉淀物较多时,容易发生中央区域角膜上皮的机械性损伤,因此在调整镜片参数时,矢高发生变化应考虑改变 RC 曲率调整矢高以进行弥补。在此案例中,可 RC−0.1mm 以弥补参数改变带来的矢高变化。

3. 睡姿不佳在问诊中可以作为一个常规问题,睡姿不良的患者在验配角膜塑形镜时,如果睡姿是趴卧位时,眼睑和镜片会压迫角膜,造成中央角膜上皮损伤,应提醒患者注意。

案例七　通过增大镜片直径改善散光镜片定位问题

基本信息:患者女性,14 岁,为了达到控制近视的目的验配角膜塑形镜,角膜塑形前屈光状态见表 3-7-1。

表 3-7-1　角膜塑形前屈光状态及眼前节参数

眼别	右眼	左眼
主觉验光屈光度	−4.75DS/−1.50DC × 175(裸眼视力 0.1,矫正视力 1.0)	−4.25DS/−1.75DC × 5(裸眼视力 0.1,矫正视力 1.0)
模拟 K 读数	42.11D@178°;44.68D@88°	42.17D@2°;44.14D@92°
e 值	0.64/0.31	0.70/0.26
HVID	11.8mm	11.7mm

medmont 原始角膜地形图轴向图见图 3-7-1、图 3-7-2。

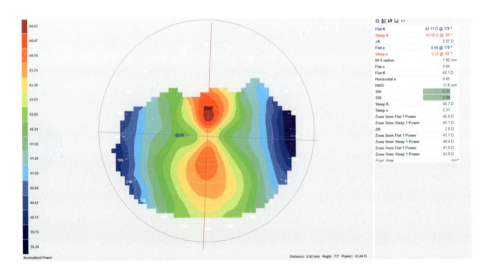

图 3-7-1　右眼原始角膜地形图轴向图

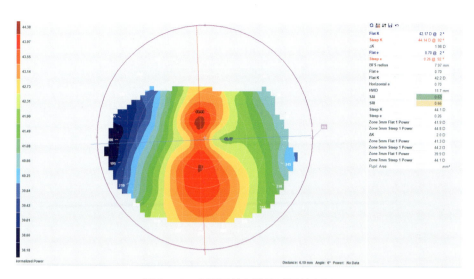

图 3-7-2 左眼原始角膜地形图轴向图

角膜地形图分析:双眼原始角膜地形图轴向图显示双眼角膜直径(HVID= 11.8mm/11.7mm),角膜稍大,双眼顺规角膜散光(2.57D/1.98D),且为边到边散光,须用散光设计镜片。

选片思考:角膜 HVID 为 11.8mm/11.7mm,预估所需镜片直径=HVID×0.95≈ 11.2mm,考虑需要大直径的镜片。由于常规试戴片均为标准的 10.6mm/10.5mm 直径,因此需要在试戴片的基础上做镜片直径的调整。

本案例的试戴过程未知,验配者可能在验配过程中发现试戴的 10.6mm 直径试戴片配适良好,故订制以下参数镜片。

订镜参数:VST 设计散光镜片右眼 42.00/43.50/−5.50/10.6 ;

左眼 42.00/43.50/−4.75/10.6。

取镜时镜片荧光素染色配适见图 3-7-3、图 3-7-4。

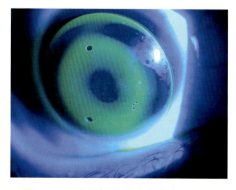

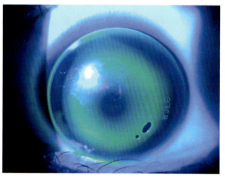

图 3-7-3 右眼镜片荧光素染色配适图 图 3-7-4 左眼镜片荧光素染色配适图

　　右眼荧光素染色配适评估:镜片整体定位轻度向颞下方偏位,镜片直径偏小,BC 区小且呈现拱顶状态,RC 区较宽,AC 区水平方向稍紧,垂直方向未完全密闭,PC 区稍细;自然瞬目时镜片整体移动度稍大,受眼睑带动较明显,整体配适偏紧。

　　左眼荧光素染色配适评估:镜片整体定位稍偏下,镜片直径偏小,BC 区小且呈现拱顶状态,RC 区较宽,AC 区水平方向稍紧,垂直方向未完全密闭,PC 区稍细;自然瞬目时镜片整体移动度稍大,受眼睑带动较明显,整体配适偏紧。

　　戴镜 2 周后复查记录见表 3-7-2。

表 3-7-2　戴镜 2 周复查记录

眼别	右眼	左眼
裸眼视力	0.6	0.8
角膜	无异常	无异常
结膜	无异常	无异常
角膜地形图差异图对比	位置尚可,中央降幅 −4.50D,BC 稍小	位置稍偏颞侧,中央降幅 −4.50D,BC 稍小

　　戴镜 2 周后,角膜地形图切向差异图见图 3-7-5、图 3-7-6。

　　角膜地形图分析:右眼塑形位置居中,中央 BC 压平明显,RC 区密闭。左眼角膜地形图塑形位置颞侧偏位,中央 BC 区压平明显,RC 区密闭。

　　综合分析:通过荧光素染色配适图可得出整体镜片定位不好,镜片直径偏小,中央呈现轻拱顶状态,配适稍紧,差异对比图亦可看出镜片定位不理想。

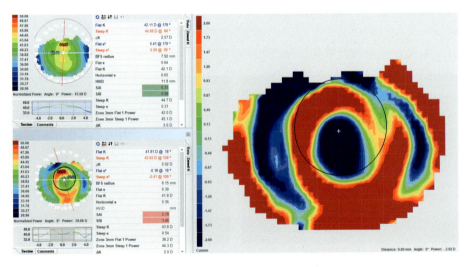

图 3-7-5　右眼角膜地形图切向差异对比图

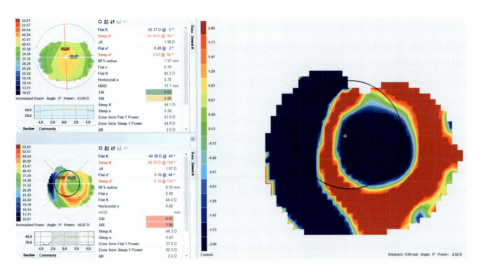

图 3-7-6　左眼角膜地形图切向差异对比图

调整思路:镜片偏位可能与镜片直径不足有关,因此首先将镜片直径从 10.6mm 增大为 11mm,由于原镜片配适轻度拱顶(偏紧配适),且大部分 VST 设计的镜片厂家在默认将直径增加到 AC 区时,变宽的 AC 弧将往外延伸,贴合更周边的角膜,若镜片 AC 区弧度不变,则镜片配适将变得更拱顶(更紧),因此部分 VST 设计的镜片在配适良好的情况下增加镜片直径时需要适当放松 AC 区曲率。本案例中,考虑到水平方向 AC 过紧,而竖直方向散光量不足(竖直方向 AC 未完全贴合角膜),因此只将水平方向 AC 区曲率放松 0.50D。

由于 AC 放松了 0.5D,通常降幅也需要调整,降幅的改变需要结合临床实际情况由验配者决定,对于近视低度数者建议保留一定的过矫量(+0.50~+1.00D),高度数配戴者不建议过矫,甚至建议欠矫,因为降幅越大对角膜的压力越大,造成角膜中央机械性损伤的可能性也越大,只有保证角膜健康才能持续配戴塑形镜,更好地控制近视。

调整镜片参数:VST 设计同品牌散光镜片

右眼 41.50/43.50/-5.00/11.0;左眼 41.50/43.25/-4.50/11.0。

右眼调整镜片参数后镜片荧光素染色配适见图 3-7-7。

荧光素染色镜片配适评估:调参后镜片居中性较之前有所改善,与调参前镜片各弧区无明显差异,镜片移动度 1~2mm。

左眼调整镜片参数后镜片荧光素染色配适见图 3-7-8。

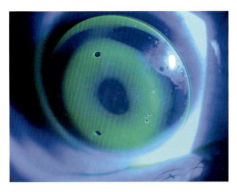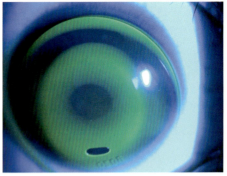

图 3-7-7　右眼调参前、后镜片荧光素染色配适图

左图为调参前；右图为调参后。

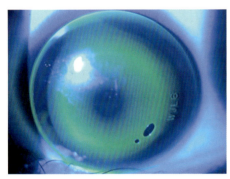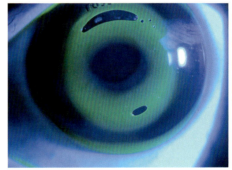

图 3-7-8　左眼调参前、后镜片荧光素染色配适图

左图为调参前；右图为调参后。

　　荧光素染色镜片配适评估：调参后镜片居中性较之前有所改善，中央 BC 区较之前变大，拱顶状态有所改善，镜片移动度 1~2mm。

　　配戴新镜 2 周后复查情况见表 3-7-3。

　　角膜地形图切向差异对比图见图 3-7-9、图 3-7-10。

表 3-7-3　戴新镜后 2 周复查情况记录

眼别	右眼	左眼
裸眼视力	1.0⁻	0.8
角膜	无异常	无异常
结膜	无异常	无异常
角膜地形图差异对比图	位置尚可	位置稍偏颞侧，可接受

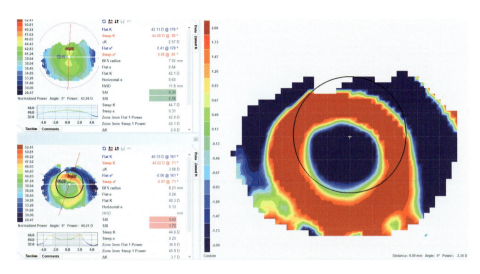

图 3-7-9　调参后右眼角膜地形图切向差异对比图

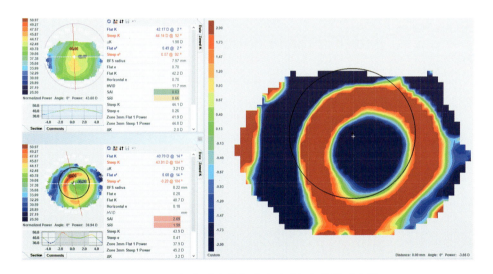

图 3-7-10　调参后左眼角膜地形图切向差异对比图

角膜地形图分析:通过角膜地形图切向差异图可见,塑形区的居中性较调参前有了明显改善。

案例启示:

1. 镜片直径是塑形镜验配的关键,本案例中首次给予 10.6mm 直径的镜片,明显低于理论直径值。理论镜片直径通常采用 HVID × 0.95 或 WTW × 0.87,本案例 HVID 11.8 × 0.95=11.2mm,因此在验配时,若经验不足直径把握不太好,可参考理论镜片的直径进行试戴,然后再相应调整镜片直径。门诊试戴时良好的配适不代表戴镜过夜镜片就能够达到很好的塑形效果,因此建议即便是荧光素染色镜片配适良好,此时试戴镜的镜片直径也明显小于所需的理论值,建议也参考理论值直径进行订镜,特别是原始角膜地形图角膜形态鼻、颞侧不对称者,较大的镜片直径是避免发现过度偏位的保障。

2. 在本案例中通过增大直径改善镜片定位,镜片直径增大的同时,整体配适会变紧,所以应相应地将 AC 放平。本案例由 AC=42.00D 调整为 41.50D 的过程中直径变化了 0.4mm,临床上通常直径每变化 0.2mmAC 弧曲率应对应放松 0.50D。

3. 本案例调参时增大了镜片直径,同时放松了镜片水平方向的 AC 曲率,散光镜片的 AC 可水平和竖直方向独立调整,是否调整应依据 AC 和角膜的贴合程度,若 AC 区和角膜之间空隙大(荧光充盈),则收紧 AC(增大 AC 曲率),反之则放松 AC(减小 AC 曲率)。

案例八　通过增大镜片直径解决角膜鼻颞侧曲率不对称导致的镜片偏位问题

基本信息:患者男性,9 岁,为达到控制近视的目的验配角膜塑形镜,角膜塑形前屈光状态见表 3-8-1(以左眼为例)。

表 3-8-1　左眼角膜塑形前屈光状态及眼前节参数

眼别	左眼
散瞳验光屈光度	−4.00DS/−0.75DC×170(裸眼视力 0.2,矫正视力 1.0)
模拟 K 读数	41.24D@173°;42.37D@83°
e 值	0.73/0.46
HVID	11.7mm

medmont 角膜地形图见图 3-8-1(重复测量多次,结果一致)。

角膜地形图分析:左眼原始角膜地形图轴向图显示角膜直径为(HVID=11.7mm),属于正常偏大角膜,角膜曲率鼻颞侧不对称,顺规散光 1.14D,散光范围相对居中,角膜 e 值(0.73/0.46)偏大。

第一片试戴片:VST 设计某品牌镜片普通片。

BOZR=9.18mm/镜片总直径=11.0mm/光学区 = 6.0mm/AC 弧 =8.33mm(40.5/−3.00/11.0)。

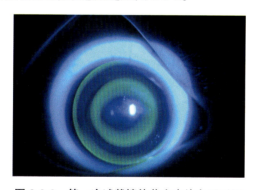

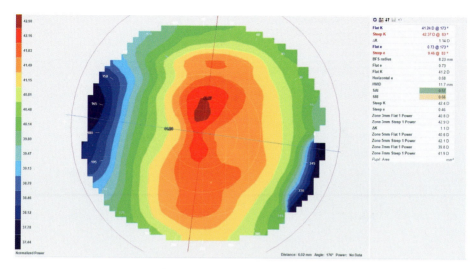

图 3-8-1 左眼原始角膜地形图

试戴 10 分钟后,荧光素染色配适见图 3-8-2。

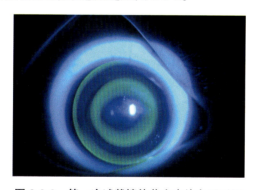

图 3-8-2 第一次试戴镜片荧光素染色配适图

荧光素染色配适评估:镜片定位稍偏向颞侧,镜片直径稍小但可接受,BC区稍小且为横椭圆形,RC 区稍宽,AC 区宽度合适,PC 区下方稍宽。

综合评估定镜参数:左眼 40.75/–3.75/11.00。

配戴镜片 1 周后复诊:左眼裸眼视力 0.4,角膜健康,角膜地形图显示镜片颞侧偏位。

戴镜 1 周后,角膜地形图切向图见图 3-8-3。

角膜地形图分析:塑形位置颞侧偏位,中央区降度不足,RC 区未密闭。

调整思路:从塑形后角膜地形图可见,塑形区明显偏位,且降幅不足。从两方面考虑,现镜片直径 11.0mm,理论直径等于 $11.7 \times 0.95 \approx 11.2mm$,可以考虑增大镜片直径以改善镜片偏位情况;另外一方面降幅不足,可以考虑再增加

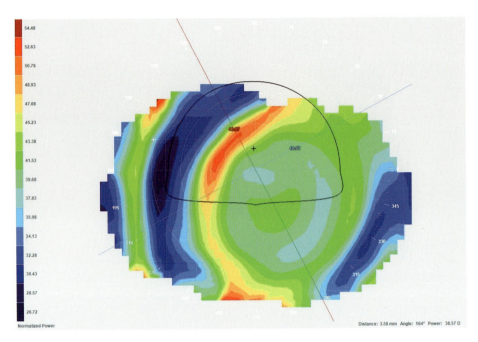

图 3-8-3 左眼戴镜 1 周角膜地形图切向图

降幅提高塑形量,由于原始角膜鼻颞侧不对称,增大镜片直径后依然有偏位的风险,因此考虑增大镜片 BC 大小,目的是在调参后即便依旧发生偏位,增大的光学区可以让治疗区更大,镜片覆盖到瞳孔区而不影响白天的裸眼视力。因此本案例的调整从两方面着手,增大镜片 BC 区直径 0.2mm,降幅增大 0.75D。

镜片调整参数:左眼 40.75/-4.50/11.2,BC 增加 0.2mm。

新定制镜片荧光素染色配适见图 3-8-4。

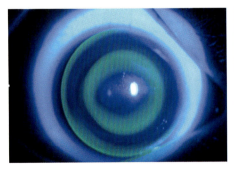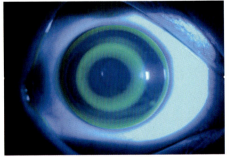

图 3-8-4 调参前后镜片荧光素染色配适图

左图为调整参数前;右图为调整参数后。

　　荧光素染色配适评估：镜片整体定位较之前居中，BC区变大，形态由横椭圆形变为圆形，RC区宽度更均匀，AC区密闭，PC宽度较调整前窄，整体配适良好。

　　戴新镜2周后来院复查，左眼裸眼视力0.8，裂隙灯检查眼表健康，角膜地形图轻度向颞下侧偏位。

　　角膜地形图切向差异图见图3-8-5。

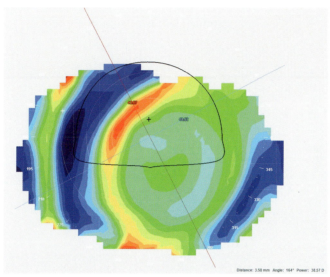

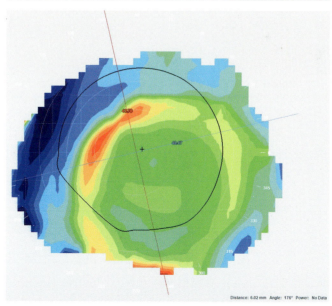

图3-8-5　调参前、后角膜地形图切向图

上图为调参前；下图为调参后。

角膜地形图评估分析:治疗区位置较之前有所改善,相对居中,中央降幅较之前增大,改善了之前角膜地形图的偏位和降幅不足问题。

案例启示:

1. 原始角膜地形图显示角膜鼻、颞侧不对称,可能与长期眼睑力量不均衡有关,受眼睑力量的影响,戴镜后出现偏位的可能性非常大。

2. 临床上常用增大直径的方法来改善镜片偏位问题,对于鼻、颞侧不对称的角膜,镜片直径的确定显得更为重要,即便是增大了镜片直径,在配适良好的情况下依然有出现偏位的可能。本案例中通过增大 BC 直径使光学区变大,镜片偏位后治疗区依旧能覆盖角膜的瞳孔区,使白天视力不受影响,这也是一种解决问题的思路。

3. 本案例调参前降幅不足,可能是受偏位的影响,角膜地形图 RC 区未完全封闭,导致塑形力不足。增大镜片直径可能会导致镜片配适变紧,从而增强塑形力,同时主动增大降幅,可以更好地通过增加降幅提升白天裸眼视力。降幅的增加量需要考虑角膜厚度及调节功能,若角膜厚度超过 $600\mu m$,建议将降幅过矫 1.00D,若发现调节功能不足,过量的降幅可能导致白天看近不清,此时不应过矫,若过矫则应辅以调节功能训练。

案例九　体检需求验配角膜塑形镜镜片调参

基本信息:患者男性,18 岁,为了达到体检要求从而验配角膜塑形镜,角膜塑形前屈光状态见表 3-9-1(以右眼为例)。

表 3-9-1　右眼角膜塑形前屈光状态及眼前节参数

眼别	右眼
主觉验光屈光度	−2.75DS/−1.25DC × 10(裸眼视力 0.2,矫正视力 1.0)
模拟 K 读数	41.30D@175°;43.03D@85°
e 值	0.53/0.43
HVID	11.6mm

medmont 角膜地形图轴向图见图 3-9-1。

角膜地形图分析:右眼角膜地形图轴向图显示角膜直径(HVID=11.6mm),稍大,顺规角膜散光 1.73D,但角膜散光基本集中于 7mm 直径范围,角膜 e 值(0.53/0.43)正常。

首次定制镜片参数:VST 设计标准镜片右眼 41.50/−3.25/10.8。

取镜时镜片荧光素染色配适见图 3-9-2。

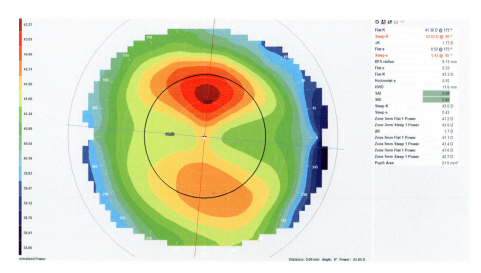

Flat K	41.30 D @ 175 °
Steep K	43.63 D @ 85 °
ΔK	1.73 D
Flat e	0.53 @ 175 °
Steep e	0.43 @ 85 °
BFS radius	8.13 mm
Flat e	0.53
Flat K	41.3 D
Horizontal e	0.52
HVID	11.6 mm
SAI	0.48
SRI	0.45
Steep K	43.0 D
Steep e	0.43
Zone 3mm Flat 1 Power	41.2 D
Zone 3mm Steep 1 Power	43.0 D
ΔK	1.7 D
Zone 5mm Flat 1 Power	41.1 D
Zone 5mm Steep 1 Power	43.4 D
Zone 7mm Flat 1 Power	41.0 D
Zone 7mm Steep 1 Power	42.7 D
Pupil: Area	21.0 mm²

图 3-9-1　右眼原始角膜地形图轴向图

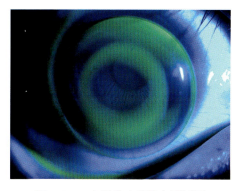

图 3-9-2　右眼荧光素染色配适图

荧光素染色配适评估：镜片中心定位偏下，中央 BC 区稍小，垂直方向 RC 区稍宽，垂直方向 AC 未完全密闭，自然瞬目时镜片移动度较大。

戴镜 2 周后复查记录见表 3-9-2。

戴镜 2 周后，角膜地形图切向图见图 3-9-3。

表 3-9-2　戴镜 2 周复查记录

眼别	右眼
裸眼视力	0.6
角膜	无异常
结膜	无异常
地形图差异对比图	位置稍偏下

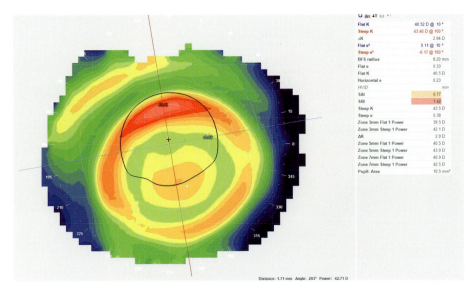

Flat K	40.52 D @ 10°
Steep K	43.46 D @ 100°
ΔK	2.94 D
Flat e²	0.11 @ 10°
Steep e²	-0.17 @ 100°
BFS radius	8.20 mm
Flat e	0.33
Flat K	40.5 D
Horizontal e	0.23
HVID	mm
SAI	0.77
SRI	1.42
Steep K	43.5 D
Steep e	0.38
Zone 3mm Flat 1 Power	39.5 D
Zone 3mm Steep 1 Power	42.1 D
ΔK	2.9 D
Zone 5mm Flat 1 Power	40.5 D
Zone 5mm Steep 1 Power	43.9 D
Zone 7mm Flat 1 Power	40.9 D
Zone 7mm Steep 1 Power	42.5 D
Pupil: Area	10.5 mm²

Distance: 1.71 mm　Angle: 293°　Power: 42.71 D

图 3-9-3　右眼戴镜 2 周后角膜地形图切向图

角膜地形图分析：整体塑形区偏鼻下方,BC 区呈现中央岛样。由于该患者配镜的目的为通过体检,目前裸眼视力 0.6 尚不满足体检要求,需要调镜处理。

调参思路：调参需要解决两个问题,首先降幅不足(裸眼视力 0.6),其次角膜地形图偏位。由荧光素染色图可知,原镜片配适偏松,AC 弧未密闭,整体镜片向下方偏位,因此首先考虑收紧 AC 或将 AC 调整为环曲面设计,也可以考虑增大镜片直径来提高镜片的松紧度。本案例中将镜片推到中间位置时进行评估,原直径 10.8mm 已足够大,因此在调参中未增大镜片直径。故调整参数为 VST 设计同品牌标准镜片右眼 42.00/−3.50/10.8。

调整镜片参数后荧光素染色配适见图 3-9-4。

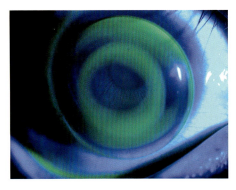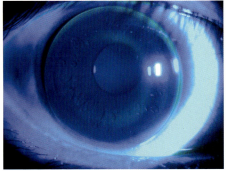

图 3-9-4　调参前、后镜片荧光素染色配适图

左图为调整参数前;右图为调整参数后。

荧光素染色配适评估:调参后镜片整体居中性提高,且 AC 弧明显较调参前密闭,荧光素进入较慢,镜片可能稍偏紧。自然瞬目时镜片垂直顺滑移动,中心定位良好。

调参后戴镜 2 周复诊情况见表 3-9-3。

表 3-9-3　调参后戴镜 2 周复诊记录

眼别	右眼
裸眼视力	1.0
角膜	无异常
结膜	无异常
角膜地形图	定位良好

调参后戴镜 2 周角膜地形图见图 3-9-5。

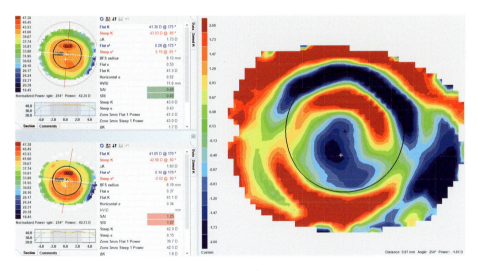

图 3-9-5　右眼调参后角膜地形图切向差异图

案例启示:

1. 本案例出现配适偏松的原因可能是验配者仅仅看到了某一瞬间的荧光素染色图即判断镜片配适良好,临床上荧光素染色配适会有很多假象,如染色量、观察时机、眼表泪液情况都会影响呈现的荧光素染色情况,仅凭借一时的荧光素染色配适决定镜片参数存在一定偏差。要避免荧光素染色带来的假象,建议将试戴片闭眼试戴 20 分钟,摘镜后做角膜地形图差异图,观察差异图是否有密闭 RC 环,根据 RC 环是否密闭及 RC 环的位置是否居中来辅助判断镜片的松紧度。差异图 RC 环居中且没有中央岛时一般认为镜片参数可接受,若 RC 环不规则或偏位,则镜片参数还需要进一步调整。

2. 原始地形图角膜散光相对集中在中央区(7mm 范围内),可用标准设计镜片进行试戴。此时的 AC 弧曲率应适当收紧,避免竖直方向出现荧光漏液。

3. 对于镜片偏位造成的视力不佳解决方法

(1) 若镜片直径过小可增大镜片直径以改善定位,大部分品牌的镜片增加直径默认的方法是增加 AC 弧的宽度,当然,也可自定义增加其他弧段的宽度;

(2) 若配适偏松可通过收紧 AC 改善定位;

(3) 若受散光的影响可调整镜片散光量;

(4) 原始角膜形态不对称造成的镜片偏位则很难改善,可与患者家长沟通,采用白天配戴低度数框架眼镜的方法即可;

(5) 若睡姿不良,与患者家长沟通改善睡姿。

本案例是配适偏松通过收紧 AC 的方法改善定位,从而达到裸眼视力的提升。

4. 对于体检有视力要求的患者,应把视力的提高放在第一位。

(1) 尽量选择配送速度快的国产镜片,有参数问题可以更快地进行调整;

(2) 配适可以比标准配适稍紧些,这样塑形速度更快;

(3) 镜片直径可以适当大一些,尽量保证配适定位良好;

(4) 镜片降幅的调整可以适当给予更多的过矫量,建议至少过矫 0.50D 以上。

案例十 软件定制后镜片配适过紧分析

基本信息:患者女性,11 岁,为了达到控制近视的目的验配角膜塑形镜,角膜塑形前屈光状态见表 3-10-1(以左眼为例)。

medmont 原始角膜地形图见图 3-10-1。

表 3-10-1 角膜塑形前眼部屈光状态及眼前节参数

眼别	左眼
主觉验光屈光度	−2.75DS/−0.50DC × 180(裸眼视力 0.3,矫正视力 1.0)
模拟 K 读数	43.51D@6°;45.55D@96°
e 值	0.84/0.51
HVID	11.0mm
WTW	11.62mm

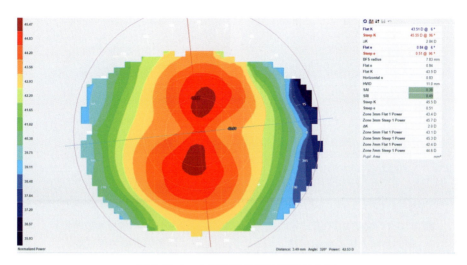

图 3-10-1　左眼原始角膜地形图轴向图

原始角膜地形图分析：左眼角膜地形图轴向图显示角膜直径（HVID=11.0mm），属于正常大小的角膜，角膜顺规散光 2.04D，散光范围较大，角膜 *e* 值（0.84/0.51）稍大。考虑需要一个散光设计的大 *e* 值试戴片。

第一次试戴选择的试戴片：VST 设计 e=2.0 DV 试戴片，左眼 43.00/–4.00/10.5，e=2.0。

荧光素染色配适评估：镜片整体定位居中，镜片直径稍大，BC 区范围小且黑亮（中央矢高低），RC 宽厚，AC 区稍紧，PC 稍细，周边配适和中央配适相矛盾（图 3-10-2）。镜片中央区需要将矢高提升，而周边边弧需要变平，单纯改变 AC 曲率或者 PC 弧的曲率无法达到良好的配适，此时可以考虑镜片的 e 值由 2.0 调整到 2.5。本案例中最终并没有使用 e=2.5 镜片，而是采用某品牌的 Eye lite 软件订制系统。软件订制的好处在于可以根据不同的角膜形态更好地控制镜片中央的矢高，具有更高的安全性。

订镜参数：Eye lite 软件订制直径 10.4mm 镜片。

取镜时镜片荧光素染色配适见图 3-10-3。

荧光素染色配适评估：镜片定位居中，各弧区荧光充盈不明显，自然瞬目时镜片移动度小，泪液交换差，荧光素进入困难，整体配适偏紧。

配适思考：为什么软件订制配适紧？软件订制镜片的具体原理未知，无法获得其 AC 等镜片参数的算法，推测与镜片直径或原始角膜地形图的质量有关。角膜地形图的质量包括角膜地形图范围是否足够大、角膜地形图在测量时泪膜是否均匀及角膜地形图是否有定期的校准。在满足以上条件时，软件订制的镜片配适大部分情况下都是良好的。本案例镜片配适偏紧，可以在软件随访选项中选择镜片配适偏紧，调整参数后重新订制镜片。

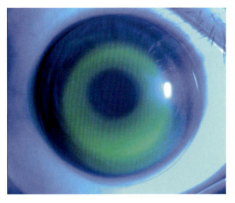

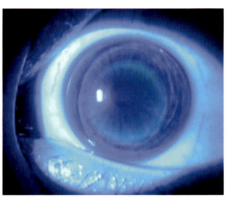

图 3-10-2　试戴 VST 设计 e=2.0
试戴片荧光素染色配适图

图 3-10-3　首片取镜时镜片
荧光素染色配适图

戴镜 1 周后复诊:复查配适同上,移动度小,配适偏紧。复诊记录见表 3-10-2。

表 3-10-2　戴镜 1 周后复诊记录

眼别	左眼
视力	1.0
眼前节	无明显异常
角膜地形图	位置良好

戴镜 1 周后角膜地形图切向差异图见图 3-10-4。

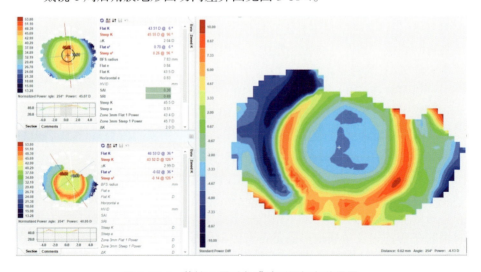

图 3-10-4　戴镜 1 周后角膜地形图切向差异图

调片思路:原镜片配适偏紧,长期戴镜后可能导致角膜损伤,建议 AC 弧放松 0.25D 以重新订镜。

调参订镜:AC 弧放松一挡,镜片直径 10.4mm。

调参前后镜片荧光素染色配适见图 3-10-5。

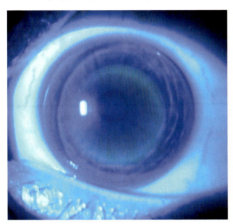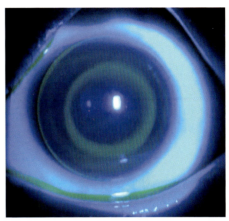

图 3-10-5 调参前、后镜片荧光素染色配适图

左图为调整参数前;右图为调整参数后。

荧光素染色配适评估:调参后镜片配适整体有改善,各弧区荧光染色明显,镜片移动度 1~2mm,戴镜安全性有明显提高。

配戴调参镜片 2 周后复诊:左眼裸眼视力 1.0,眼表健康无明显异常,角膜地形图定位居中,呈标准牛眼状。

配戴调参后镜片 2 周复诊角膜地形图切向差异图见图 3-10-6。

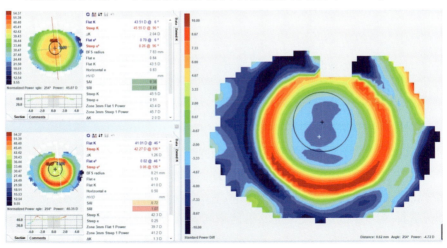

图 3-10-6 调参后戴镜 2 周复诊角膜地形图切向差异图

案例启示:

现阶段能够有软件辅助验配的品牌不多,软件验配优缺点并存,使用软件验配需要注意以下几点。

1. 软件定制镜片,原始角膜地形图测量范围应尽量大,泪膜均匀,角膜地形图需要提前校准。

2. 若患者 e 值大于 0.8,AC 弧曲率较平坦子午线 K 平坦超过 1D 以上,e=2.0 镜片试戴中央矢高低,此类患者可选择软件特殊定制镜片。

3. 软件定镜时镜片直径非常重要,若镜片直径大则容易造成定制镜片配适过紧的情况,直径的把握在其他的案例中也有提到,通常使用 medmont 角膜地形图 HVID × 0.95 或者 Lenstar 检查中的 WTW × 0.87,作为预测的镜片直径。

4. 软件定制的镜片如果偏紧,在软件随访的选项中选择配适紧,此时软件会将镜片放松,重新下单制作新镜片。每次调整类似于试戴镜 0.25D 的松紧度变化。

案例十一　镜片配适过紧造成角膜周边部损伤的处理

基本信息:患者女性,13 岁,双眼屈光参差,为了达到矫正和控制近视的目的验配角膜塑形镜,角膜塑形前屈光状态见表 3-11-1(以左眼为例)。

表 3-11-1　左眼角膜塑形前屈光状态及眼前节参数

眼别	左眼
主觉验光屈光度	−4.00DS(矫正视力 1.0)
模拟 K 读数	43.70D@176° ; 44.34D@86°
e 值	0.64/0.66
HVID	11.2mm

medmont 左眼原始角膜地形图见图 3-11-1(多次测量,形态一致)。

角膜地形图分析:左眼角膜地形图轴向图显示角膜直径(HVID=11.2mm),属于正常角膜大小,顺规中央型角膜散光 0.63D,角膜 e 值(0.64/0.66)稍大。

选择第一片试戴片思路:此案例平均 e 值为 0.65,正常的球面试戴片为 e=0.5 设计,当角膜平均 e 值在 0.5~0.6 范围时,可以考虑比平坦子午线 K 值平 0.25D,作为首片试戴镜参数,此时 e 值 0.65,可以考虑比平坦子午线 K 值平

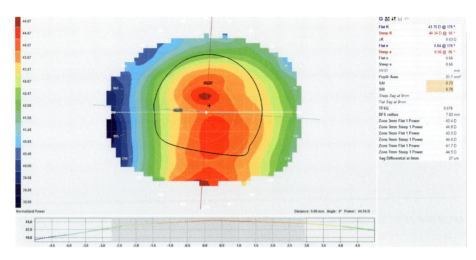

图 3-11-1 左眼原始角膜地形图轴向图

0.50D,作为首片试戴镜参数。临床上除了球面设计试戴镜外还有非球面设计试戴镜,在临床实践中发现,同一角膜形态使用非球面的试戴片 AC 弧曲率会比球面设计的试戴片 AC 弧曲率大 0.50D,本案例为非球面设计验配,故第一片试戴片参数可以考虑为平坦子午线 K 值 43.75D。由于验配过程未知,验配者给予的定镜参数为 VST 非球面设计普通片左眼 44.25/–4.25/10.6。

取镜时镜片荧光素染色配适见图 3-11-2。

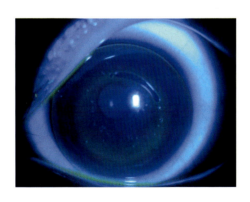

图 3-11-2 镜片荧光素染色配适图

荧光素染色配适评估:镜片染色时荧光进入较慢,整体定位居中,BC 区小,稍拱顶,RC 区气泡(提示镜片配适紧),AC 区宽且黑,PC 稍细,眨眼时镜片移动度小,镜片整体配适偏紧。

戴镜 1 周后复诊记录见表 3-11-2、图 3-11-3。

137

表 3-11-2 戴镜 1 周后复诊记录

眼别	左眼
视力	1.0
眼表	角膜上皮条环形条带状损伤,镜片压痕
角膜地形图	稍颞侧偏位

戴镜 1 周后角膜地形图切向差异图见图 3-11-4。

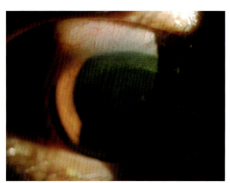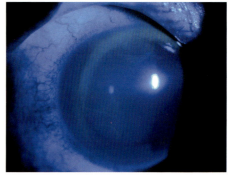

图 3-11-3 周边部角膜环状上皮损伤

左图为荧光素染色前;右图为荧光素染色后。

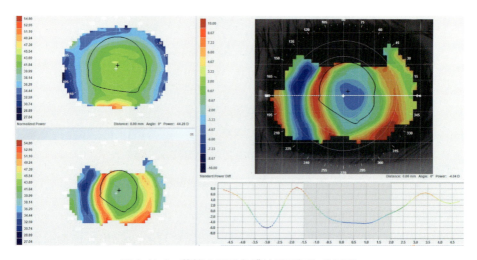

图 3-11-4 戴镜 1 周后角膜地形图切向差异图

角膜地形图分析：塑形区轻度向颞侧偏位，RC 弧完整。考虑镜片配适过紧，镜片卡住，造成角膜周边部损伤，若继续配戴可能加重角膜问题，应待角膜损伤恢复后重新试戴调整参数，然后订镜。

调参试戴过程：试戴片放松 0.75D 后试戴左眼 43.50/-3.00/10.6。

试戴 10 分钟后，荧光素染色配适见图 3-11-5。

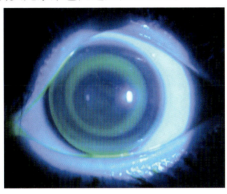

图 3-11-5　荧光素染色配适图

荧光素染色配适评估：镜片中心定位稍偏颞侧，BC 区大且黑，中央矢高低，RC 区宽度稍细，AC 区荧光充盈，部分区域 AC 未密闭，PC 宽，自然瞬目时镜片移动度良好，整体配适偏松。

调参思考：试戴 AC 为 43.50D 镜片配适稍松，考虑 43.75D 订镜，且该患者近视度数偏高，所需镜片降度较高，为防止 BC 区矢高不足造成角膜损伤，矢高增加 20μm。

调参订镜：左眼 43.75/-3.75/10.6，RC-0.2mm。

调参后镜片荧光素染色配适见图 3-11-6。

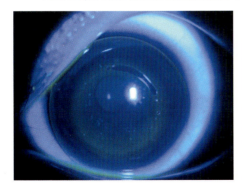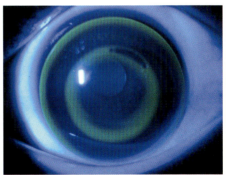

图 3-11-6　调参前、后镜片荧光素染色配适图

左图为调整参数前；右图为调整参数后。

荧光素染色配适评估:相对于调参前镜片各弧区明显改善,镜片活动度良好。

调参后戴镜 2 周复诊:左眼裸眼视力 1.0,眼表健康,角膜地形图显示塑形区向颞侧偏位。

调参后戴镜 2 周角膜地形图切向差异图见图 3-11-7。

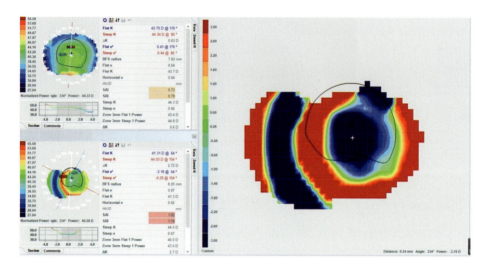

图 3-11-7　调参后戴镜 2 周角膜地形图切向差异图

角膜地形图分析:塑形区颞侧偏位,偏位量相比调参前反而更大,但视力正常,角膜健康,可以不做调整。

案例启示:

1. 本案例首次订镜时 AC 弧曲率 44.25D,比平坦子午线 K 值 43.75D 紧 0.50D,AC 弧曲率比平坦子午线 K 紧,在现阶段的 VST 镜片设计中不常见,即便是非球面设计,其镜片 AC 弧曲率通常与平坦子午线 K 相近,若是球面设计,通常镜片的 AC 曲率不超过平坦子午线 K。因此在首片选择时一般不会选择比平坦子午线 K 紧的试戴片。此案例配适紧,定镜存在疏忽的可能或试戴镜存放错误,原 44.25D 的试戴镜盒中为 43.75D 的镜片,因此在试戴过程中其实使用的是 43.75D 的镜片,而记录为 44.25D 的镜片。为避免此类问题的发生,在配适评估中需要核实镜片参数(试戴镜镜片上有隐形刻印),避免镜盒和镜片参数不匹配而误导配适情况的发生。

2. 原始角膜地形图角膜 e 值稍大,试戴 VST 球面设计镜片时可考虑 AC 弧曲率放松进行试戴评估,若取镜时配适偏紧,镜片移动度小或无移动,戴镜后容易造成角膜周边部损伤。

3. 试戴镜降度低于实际所需降度时,实际定制镜片度数增大,例如用 −3.00D 的试戴镜片定制 −5.00D 镜片,此时中央矢高发生变化,度数越高其矢高越低,若试戴时已经矢高不足,定制镜片时需要考虑改变中央矢高(增大 RC 弧曲率),以保障角膜安全。

4. 近视度数较高的患者,镜片中央区对角膜压力较大,角膜点染风险高,在不影响塑形效果的前提下可预防性增加矢高,特别是对于 e 值较大的角膜。

5. 临床观察发现,近视度数较高的患者随着镜片配戴时间的增加,戴镜后期镜片移动度较开始戴镜时小,因此在验配时可以考虑稍松配适。

6. 本案例原始角膜地形图鼻颞侧曲率不对称,调整参数后,镜片稍向颞侧偏位,摘镜视力良好,角膜健康,不影响塑形效果的镜片偏位可不用处理。

7. 泪液质量较差的患者,角膜损伤的发生率更高,可预防性用人工泪液点眼。

案例十二 换镜时参数调整 较大视力不良的处理

基本情况:患者男性,12 岁,现配戴角膜塑形镜 1 年,主诉左眼镜片碎片,欲更换镜片,角膜塑形前屈光状态见表 3-12-1。

表 3-12-1 1 年前角膜塑形前屈光状态及眼前节参数

眼别	左眼
散瞳验光屈光度	−3.50DS(裸眼视力 0.2,矫正视力 1.0)
模拟 K 读数	42.26D@162°;43.07D@72°
e 值	0.65/0.5
HVID	11.3mm

medmont 原始角膜地形图轴向图见图 3-12-1。

角膜地形图分析:左眼原始角膜地形图轴向图显示角膜直径(HVID=11.3mm),属于正常角膜直径,角膜曲率上下方不对称,下方曲率较上方陡峭,顺规角膜散光 0.81D,e 值(0.65/0.5)稍大。

旧镜为 VST 设计球面镜片:左眼 42.00/−3.50/10.6。

旧镜荧光素染色配适见图 3-12-2。

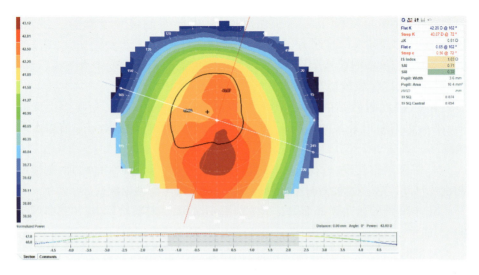

图 3-12-1 左眼原始角膜地形图轴向图

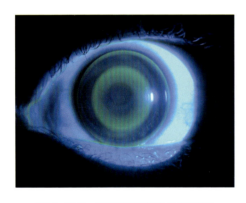

图 3-12-2 旧镜荧光素染色配适图

荧光素染色配适评估:镜片中心定位良好,镜片直径覆盖良好,BC 区轻度拱顶,RC 区稍宽,PC 稍细,自然瞬目时镜片移动度小,染色 5 分钟后仍有荧光残留(提示泪液交换差,镜片稍紧)。

旧镜片角膜地形图切向差异图见图 3-12-3。

角膜地形图分析:塑形位置相对居中,中央区压平明显,RC 区封闭。

验配者换镜思考:平时随访显示,白天左眼裸眼视力 0.8 左右,角膜健康无异常。在换镜过程中,验配者通过放松 AC 试戴评估,最终将镜片放松 0.75D 订镜。

换镜参数:左眼 41.25/–3.50/10.6。

取镜时荧光素染色配适见图 3-12-4。

荧光素染色配适评估:镜片中央定位稍偏下,镜片对角膜的覆盖度良好,各弧段宽度适中,自然瞬目时镜片移动度稍大,整体配适稍松可接受。

配戴新镜首次复诊:患者未按要求复诊,配戴新镜 1 个月时首次复查(通常要求戴新镜片 1~2 周复查),左眼裸眼视力 0.25,角膜健康。

角膜地形图切向差异图见图 3-12-5。

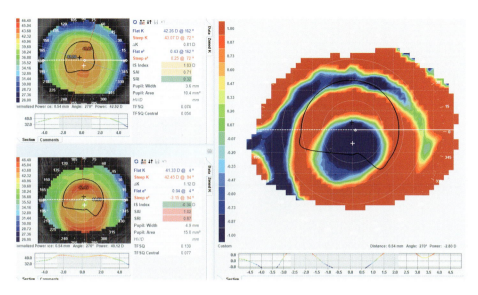

图 3-12-3　旧镜角膜地形图切向差异图

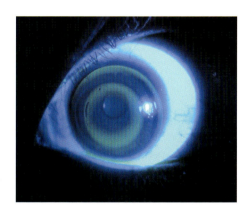

图 3-12-4　旧镜放松 0.75D 荧光素染色配适图

　　角膜地形图分析:配戴新镜后角膜地形图塑形位置较之前偏颞下,中央压平面积小,且降度仅 1.94D,低于之前的 2.8D 降幅值,这可能是裸眼视力欠佳的主要原因。

　　重新配适评估:配适图与取镜配适无差异,整体配适可接受。

　　诊室戴镜 10 分钟,视力 0.4⁻,建议增加配戴时间至每天配戴 10 小时,观察视力变化。

　　配戴新镜第 2 次复查:间隔 2 个月后复查,左眼裸眼视力 0.8⁺,角膜健康。

　　角膜地形图切向差异图见图 3-12-6。

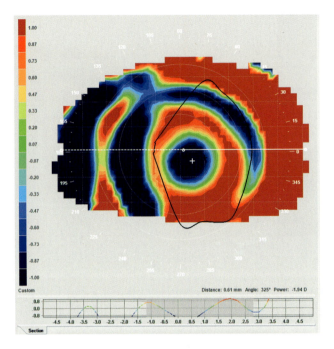

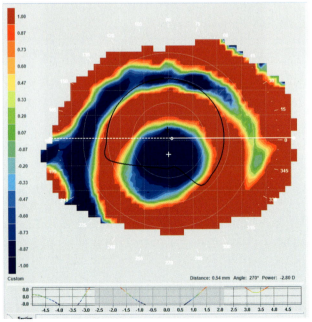

图 3-12-5 左眼首次配戴新旧镜片的角膜地形图切向差异图比较

上图为配戴新镜（AC=41.25D)1 个月；下图为配戴旧镜（AC=42.00D)。

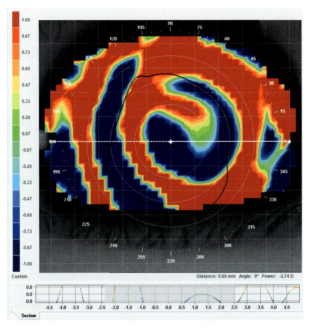

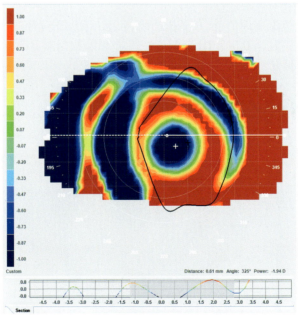

**图 3-12-6　左眼配戴新镜首次和第 2 次复查的
角膜地形图切向差异图比较**

上图为第 2 次复查图；下图为首次复查图。

角膜地形图分析:第2次复查地形图塑形区轻度向颞侧偏位,BC区不均匀,最大降度3.25D,较首次复诊降幅为1.94D,降幅有明显提升。本次视力0.8$^+$,属正常视力。角膜地形图偏位的原因可能是由于镜片配适稍松,在眼睑的作用力下轻度向颞侧偏位,此时裸眼视力良好,可以不作处理。

处理意见:继续配戴OK镜,每个月复诊一次,如有不适随诊。

配戴新镜第3次复查:配戴新镜半年,左眼镜片碎片就诊,家长要求重新定制一片左眼镜片。考虑在此之前角膜地形图有向颞上方偏位的趋势,故考虑增加镜片直径,改善镜片定位。经核实度数,镜片度数在此期间无变化,故此次左眼订镜参数:41.25/–3.50/10.8。

配戴新镜第1次复查:连续戴新镜1周,裸眼视力0.2。

角膜地形图切向差异图见图3-12-7。

角膜地形图分析:调整镜片参数后,塑形居中性有改善,但BC区小,降度2.17D,小于之前的3.25D。

处理意见:经配适评估,镜片配适稍松,AC区未完全密闭,认为降幅不足是由于镜片配适松的缘故,且家长提到,由于学业原因,无法增加配戴时间,每天只能配戴7小时。此时考虑调参以增加降幅,调整镜片参数为41.75/–3.75/10.6(AC收紧0.5D,降幅增加0.25D,直径减小0.2mm)。

新镜荧光素染色配适见图3-12-8。

荧光素染色配适评估:相对于调参前,调参后镜片中心定位良好,BC区轻度拱顶,RC区稍宽,AC区密闭,PC区稍窄,自然瞬目时镜片移动度良好,镜片整体配适轻度偏紧。

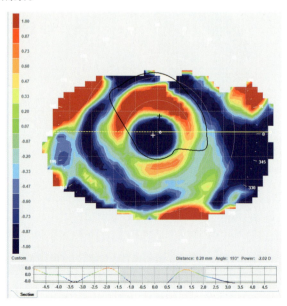

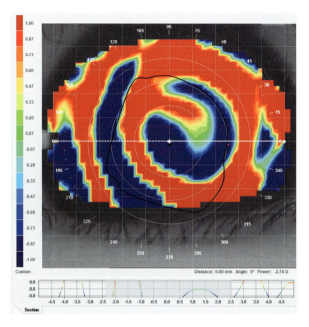

图 3-12-7 左眼配戴不同直径镜片的角膜地形图切向差异图

上图为配戴 10.8mm 直径镜片角膜地形图;下图为配戴原 10.6mm 直径镜片角膜地形图。

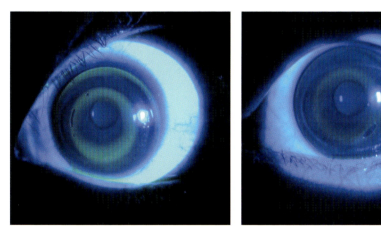

图 3-12-8 左眼调参前、后荧光素染色配适图

左图为调参前(AC=41.25D);右图为调参后(AC=41.75D)。

连续配戴新镜 1 个月后复查:左眼裸眼视力 0.3,眼表健康,自觉左眼视力不良。主诉患者有歪头写字及坐姿不正确等习惯,嘱其改善用眼的姿势和习惯,提前配戴镜片,增加配戴时间至 10 小时,观察视力变化。

配戴新镜 1 个月后角膜地形图差异图见图 3-12-9。

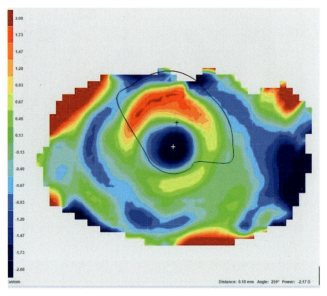

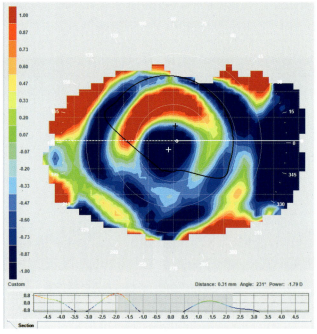

图 3-12-9　左眼配戴新镜与旧镜的角膜地形图差异图比较

上图为旧镜（AC=41.25D）;下图为新镜（AC=41.75D）。

角膜地形图分析:两次角膜地形图形态相似,配戴新镜(AC=41.75D)后塑形位置整体居中,中央光学区较小,此时角膜地形图差异图降幅 1.79D,小于之前的 2.17D,降幅不足是导致白天视力不佳的原因。

连续配戴新镜 2 个月后复查:左眼裸眼视力 0.15,眼表健康无异常。

角膜地形图切向差异图见图 3-12-10。

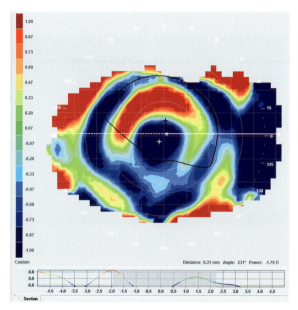

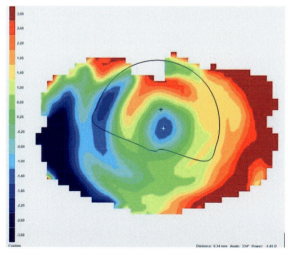

图 3-12-10　左眼配戴新镜不同时间的角膜地形图切向差异图

上图为戴镜 1 个月;下图为戴镜 2 个月。

　　角膜地形图评估:前后两次角膜地形图复查整体位置相似,戴镜 2 个月时镜片降度 1.45D,与上一次复查的 1.79D 降幅类似,降幅不足,视力欠佳。

　　调参思路:考虑到视力不佳是由于降幅不够所致,此时镜片参数 41.75/–3.75/10.6,镜片整体虽然为轻度拱顶的偏紧配适,但是镜片活动度良好。为了保证 AC 密闭及镜片的整体塑形力,本次调参未放松 AC,而是收紧 AC 0.25D,同时增加镜片降幅,新镜参数为 42.00/–4.50/10.6。

　　患者取新镜时荧光素染色配适见图 3-12-11。

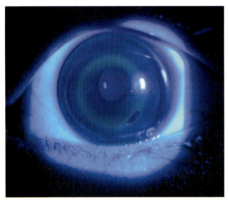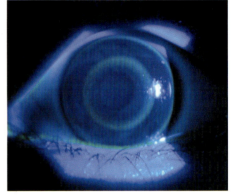

图 3-12-11　左眼调参前、后配戴镜片的荧光素染色配适图

左图为原参配适图(AC=41.75D);右图为调参后配适图(AC=42.00D)。

　　荧光素染色配适评估:调参前、后镜片配适均为偏紧配适,调参后 BC 区拱顶有改善,但 RC 较细,PC 窄,自然瞬目时镜片移动度良好。

　　配戴调参镜片 1 周复诊:左眼视力 0.8⁻,角膜健康。

　　角膜地形图切向差异图见图 3-12-12。

　　角膜地形图分析:调参后塑形位置居中,降幅为 3.45D,较之前 1.45D 有了明显提高。

　　处理意见:继续戴镜观察,1 个月复查。

　　配戴调参后镜片 1 个月复查:左眼裸眼视力 0.8⁺,角膜健康,角膜地形图与配戴 1 周时相似。

　　至此,本案例的镜片调整结束。

　　案例启示:

　　1. 镜片到期更换或者中途碎片更换在临床上非常普遍,更换新镜片需要根据以往的戴镜情况进行参数调整,本案例在第一次换镜时由原参数 42.00/–3.50/10.6 调整为 41.25/–3.50/10.6,AC 弧的变化达到 0.75D。从荧光素染色配适看,调参后的配适没有异常,但此时视力不佳。这种情况在换片时经常发生,

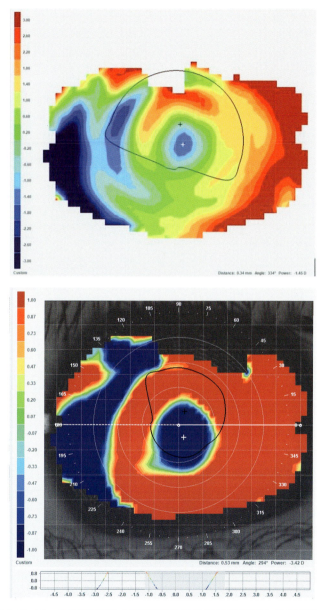

图 3-12-12　左眼调参前、后配戴镜片的角膜地形图切向差异图比较

上图为调参前角膜地形图差异图形态;下图为调参后角膜地形图差异图形态。

换镜后视力不如原参数。家长通常会抱怨,原来的镜片只需要配戴1周,白天视力就能达到正常,而现在的镜片戴2周后依旧达不到正常,质疑镜片参数是否合适。对于这种情况有以下建议。

(1) 新旧镜片参数存在差异,因而角膜地形图压痕也会出现差异,镜片如果调整参数较大,建议停戴旧镜片1~2周,然后根据角膜地形图表现再重新配戴新镜,避免原镜片的压痕对新镜产生干扰。

(2) 再换镜时若原参数视力良好,慎重进行大幅调修来改变原参数,即使原参数配适较紧。角膜在一个较紧镜片下塑形很长一段时间后突然配戴一个比原来松的镜片,可能在塑形力上有个较大的改变,视力会产生波动。若换镜过程中发生镜片配适过紧,此时不建议直接调参更换镜片,建议将旧镜片停戴1个月后,待角膜形态恢复,再按照现角膜形态选择参数,进行验配。

(3) 更换镜片后配适良好但视力欠佳时,经过分析视力欠佳的原因为角膜地形图显示的降幅不足,可以尝试增加配戴时间,可能能改善白天的裸眼视力,但仍有必要调整参数。

(4) 临床观察发现,角膜首次塑形较为容易,但是在配戴一段时间塑形镜后再次塑形角膜时就更为困难,表现为视力提升慢,塑形周期长。因此再更换镜片后应提前与患者及家属沟通,视力提升慢属于换镜过程中的正常现象,若判断配适无异常,正常配戴即可。

2. 本案例患者多次镜片碎裂且不遵医嘱复查,导致患者复查记录不详细,致使调片后不能及时了解患者视力变化情况,难以及时作出相应调整,复诊过程中应向患者多次强调复查的重要性,增强患者复查的依从性。

3. 本案例患者多次收紧镜片后视力不稳定,需要分析视力不佳的原因。

(1) 患者每天规律配戴9小时左右,角膜厚度正常,且复查时间在上午,可以排除由于配戴时间不足引发的视力不良。

(2) 患者戴镜第1年裸眼视力波动在0.8,第二次换镜在此基础之上调整镜片且参数调整较大(放松AC 0.75D),导致角膜地形图所显示的降幅不足,荧光素染色配适会有很多假象,在原片基础上调整时若参数变化较大,调参后视力存在波动的可能,应提前与患者沟通,角膜地形图降幅不足是视力不佳的原因。

4. 换片调整镜片参数的建议

(1) 若旧镜配适良好或者轻微拱顶,角膜地形图正位且稳定,调参时谨慎改动AC弧,可以轻度增加降幅,换片时保持较小的参数改动。

(2) 本品牌的镜片设计发生了变化,或换镜换品牌,建议停戴旧镜2~4周后,待角膜形态压痕部分或全部回弹后,重新试戴换镜。

(3) 原参数配适欠佳,角膜地形图不稳定或严重偏位者,建议停戴旧镜2~4周待角膜形态压痕回弹后,重新试戴换镜。

第四章

随访依从性差案例解析

案例一　眼部不适仍坚持配戴角膜塑形镜
且复诊不及时致角膜损伤

基本信息:患者女性,9岁,配戴角膜塑形镜第9个月常规复查时主诉1周前戴镜后眼睛酸痛但仍坚持配戴,目前无眼部不适感。左眼复查记录就处理方法见表4-1-1。

表 4-1-1　左眼角膜损伤后复查及治疗情况记录

检查时间	眼前节表现	辅助检查	医嘱	裂隙灯显微镜照相
配戴第9个月(首次复查)	角膜中央区上皮剥脱、炎性浸润	镜片:干净、轻微划痕	1. 停戴镜片 2. 用药　玻璃酸钠滴眼液点眼,每日3次;小牛血去蛋白提取物眼用凝胶点眼,每日2次 3. 1周后复诊	
用药1周	角膜上皮已修复,荧光素钠染色无着染,角膜中央炎症浸润	眼压正常	1. 停戴镜片,停用前药 2. 用药　0.1%氟米龙滴眼液点眼,每日3次;人工泪液点眼,每日4次 3. 1周后复诊	

续表

检查时间	眼前节表现	辅助检查	医嘱	裂隙灯显微镜照相
用药2周	角膜灰白色浸润病灶变浅	眼压正常	1. 停戴镜片 2. 用药 0.1% 氟米龙滴眼液点眼,每日 3 次,1 周后减量为每日 2 次,再用药 1 周 3. 2 周后复诊	
用药4周	角膜中央浸润及浅层云翳持续变浅	眼压正常	1. 继续停戴镜片 2. 用药 0.1% 氟米龙滴眼液点眼,每日 2 次,用药 1 周后减量为每日 1 次,再用药 1 周 3. 2 周后复诊	
用药6周	角膜中央薄翳	镜片配适良好	1. 清洁镜片,复验评估无异常,可戴镜 2. 1 周后复诊	

案例启示:

1. 该患者镜片配适良好,镜片护理良好,无感冒发热等症状,考虑可能为角膜塑形镜下异物或睡眠时触压眼睛造成角膜损伤。

2. 复诊意识不强,戴镜眼出现不适感后未及时停戴角膜塑形镜并复诊,导致角膜损伤加重。因此在戴镜不适时应及时停戴镜片并复诊,查找原因并处理后再配戴角膜塑形镜。

3. 常规复查十分必要,长期配戴角膜塑形镜者角膜敏感度下降,对角膜病变的主观感受和反应性减弱,定期复查可以及时发现和处理角膜病变。通常 3 个月内至少复查一次,有不适感者应随诊。

案例二　感冒发热期间配戴角膜塑形镜致角膜反复浸润

　　基本信息:患者女性,8岁,常规配戴角膜塑形镜1年,主诉近期右眼视力下降,近4日感冒发热但仍坚持配戴。患者复查时右眼角膜表现及治疗结果见表4-2-1。

表 4-2-1　右眼角膜损伤后复诊及治疗情况记录

右眼检查时间	眼前节表现	辅助检查	医嘱	裂隙灯显微镜照相
首次复查	全角膜上皮下点状炎性浸润,荧光素染色阴性	1. 眼压正常 2. 镜片干净	1. 停戴镜片 2. 用药　加替沙星滴眼液点眼,每日4次;小牛血去蛋白提取物眼用凝胶点眼,每日3次;0.1%氟米龙滴眼液点眼,每日3次 3. 1周后复诊	
用药1周	角膜点状浸润明显减轻	眼压正常	1. 停戴镜片 2. 用药　停用加替沙星滴眼液。0.1%氟米龙滴眼液减量为每日2次,7天后减量为每日1次,余药同前 3. 1周后复查	
用药2周(家属急于戴镜)	角膜透明,无明显异常	1. 眼压正常 2. 镜片配适PC稍细,整体配适稍紧,但可接受	1. 开始配戴镜片 2. 停用前药 3. 2周后复查	

续表

右眼检查时间	眼前节表现	辅助检查	医嘱	裂隙灯显微镜照相
戴镜 2 周	再次出现角膜浸润,荧光素染色阴性		1. 停戴镜片 2. 用药 地夸磷索钠滴眼液点眼,每日 6 次;0.1% 氟米龙滴眼液点眼,每日 3 次 3. 1 周后复诊	
第 2 次用药 1 周	角膜灰白色浸润减轻	1. 眼压正常 2. 镜片静态配适评估 PC 细,动态配适评估示镜片活动度可接受,考虑整体配适稍紧	1. 停戴镜片 2. 继续用前药 3. 1 周后复查,停戴满 1 个月后更换镜片	
第 2 次用药 2 周	角膜浸润基本消退,角膜上皮有轻微擦伤	眼压正常	1. 停戴镜片 2. 用药 0.1% 氟米龙滴眼液点眼剂量逐周减量至停药,余药同前 3. 2 周后复查时更换镜片	
第 2 次用药 4 周	原角膜浸润处上皮完整,但角膜中央及下方再次出现浸润	眼压正常	1. 继续停戴镜片 2. 用药 地夸磷索钠滴眼液点眼,每日 6 次;继续用 0.1% 氟米龙滴眼液点眼,每日 3 次 3. 1 周后复诊	

右眼检查时间	眼前节表现	辅助检查	医嘱	裂隙灯显微镜照相
第2次用药5周	角膜浸润病灶减轻	眼压正常	1. 继续停戴镜片 2. 用药 0.1% 氟米龙滴眼液点眼减量为每日2次,用药1周,后减量为每日1次,用药1周。余药同前 3. 2周后复查	
第2次用药7周	角膜透明无异常		1. 患者希望暂时配戴框架眼镜以观察角膜情况,后期再考虑是否继续配戴OK镜 2. 用药 地夸磷索钠滴眼液点眼,每日6次,余药停用	

案例启示:

1. 感冒发热期间身体抵抗力明显下降,容易出现眼睛的炎症反应或感染,此时若继续配戴角膜塑形镜会增加感染风险,应停戴角膜塑形镜,待感冒症状痊愈后再戴镜。

2. 患者第二次出现角膜浸润时并无感冒、发热等症状,考虑可能与用药时间不足(仅用药2周)有关。对于此类角膜浸润,建议用药满1~3个月后再配戴角膜塑形镜,虽然用药2周时角膜看似已经修复,若此时开始配戴角膜塑形镜角膜浸润容易复发。

3. 诱发角膜浸润的原因较多,常见的有感染、免疫因素、镜片配适过紧、机械性损伤、缺氧等等,应结合问诊和症状综合判断,角膜浸润严重者应及时停戴角膜塑形镜,并请角膜科医生会诊。

案例三 高度近视患者配戴角膜塑形镜致角膜损伤

基本信息：患者女性，12岁，配戴角膜塑形镜以控制近视。

诊断验光：右眼 –5.50DS/–0.50DC×165；左眼 –5.25DS。

配戴角膜塑形镜7个月复查，患者主诉1个月前出现右眼眼疼，但未停戴角膜塑形镜及就医。本次复查原因为眼部持续酸痛，且右眼视力明显下降。本次就诊患眼病变记录及治疗情况见表4-3-1。

表 4-3-1 右眼角膜损伤后复诊记录及治疗情况

检查时间	眼前节表现	辅助检查	医嘱	裂隙灯显微镜照相
首次复查	角膜中央上皮剥脱、角膜中央浸润		1. 停戴镜片 2. 用药 重组牛碱性成纤维细胞生长因子滴眼液点眼，每日4次 3. 1周后复查	
用药1周	角膜上皮病灶消失，荧光素钠染色仅有轻微点状着染，角膜中央灰白色浸润仍明显	眼压正常	1. 继续停戴镜片 2. 用药 停用前药。0.1%氟米龙滴眼液点眼，每日4次；人工泪液点眼，每日4次 3. 1周后复查	
用药2周	角膜中央区浸润变浅	眼压正常	1. 继续停戴镜片 2. 用药 继续用0.1%氟米龙滴眼液点眼，每日2次 3. 2周后复查	

检查时间	眼前节表现	辅助检查	医嘱	裂隙灯显微镜照相
用药 4 周	角膜中央浸润变浅	眼压正常	1. 继续停戴镜片 2. 用药　0.1% 氟米龙滴眼液点眼，每日 2 次 3. 2 周后复查	
用药 6 周	角膜中央浸润继续变浅，但仍较明显	眼压正常	1. 继续停戴镜片 2. 用药　0.1% 氟米龙滴眼液点眼，每日 2 次 3. 2 周后复查	
用药 8 周	中央浸润明显变浅	眼压正常	1. 继续停戴镜片 2. 用药　0.1% 氟米龙滴眼液减量为每日 1 次 3. 1 周后复查	
用药 9 周	角膜中央薄翳		停药。清洁镜片，评估镜片配适良好，戴镜 1 周随诊	

案例启示：

1. 近视度数高的患者配戴角膜塑形镜时因降度较高、角膜上皮移行较多、受力较大等而容易出现角膜损伤，建议高度数患者戴镜后缩短复查周期，通常 1~2 个月复诊，如有不适感应及时停戴镜片并复诊。

2. 本案例配戴者出现眼部不适时未能及时停戴镜片及复查，导致角膜损伤加重，增加了角膜修复时间。因此应加强患者戴镜后的教育及复诊意识，出现眼部不适感应立即停戴角膜塑形镜并及时复诊，发现问题及时处理和干预。

3. 对于高度近视配戴角膜塑形镜者，为避免后期因降度较高出现角膜损伤，验配时可适当降低镜片降幅，对近视控制并无影响。若白天裸眼视力不佳，可以联合低度数框架眼镜提高视力，满足白天生活需求。

案例四　摘镜违规操作致角膜损伤

基本情况：患者男，9 岁，配戴角膜塑形镜控制近视 1 年余。

诊断验光：右眼 −3.00DS；左眼 −2.50DS/−0.50DC × 160。

配戴角膜塑形镜 1 年时复查，晨起摘镜时没有看镜片是否在眼表，直接用吸棒摘镜 2 次，致右眼剧烈疼痛来就诊。之后在床上找到已脱出的镜片。

裂隙灯显微镜眼表检查：右眼角膜中央区大范围上皮剥脱（图 4-4-1）。

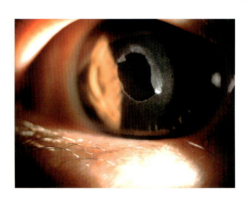

图 4-4-1　裂隙灯显微镜下角膜表现

镜片：干净。

医嘱：小牛血去蛋白提取物眼用凝胶与氧氟沙星眼用凝胶每 2 小时一次交替点眼，纱布包眼或使用包扎镜止痛。

用药 1 天后就诊：

裂隙灯显微镜眼表检查：右眼角膜中央区上皮剥脱范围减小，无浸润（图 4-4-2）。

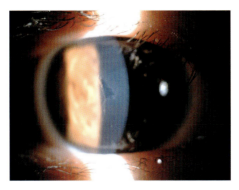

图 4-4-2　用药 1 天后裂隙灯显微镜下
显示角膜中央区上皮剥脱范围减小

遵医嘱继续用药：小牛血去蛋白提取物眼用凝胶与氧氟沙星眼用凝胶交替点眼，每日各 4 次。

继续用药 2 天后就诊：

裂隙灯显微镜眼表检查：右眼角膜中央区上皮基本修复（图 4-4-3）。

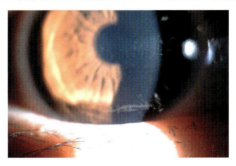

图 4-4-3　用药 3 天后裂隙灯显微镜下
显示角膜中央区上皮基本修复

遵医嘱继续用药：小牛血去蛋白提取物眼用凝胶与妥布霉素眼用凝胶交替点眼，每日各 3 次。

用药 1 周后复查：

裂隙灯显微镜眼表检查：角膜上皮已完全修复（图 4-4-4）。

案例启示：摘镜前患者应先确认镜片在角膜上，避免吸棒直接吸附角膜，造成角膜损伤。

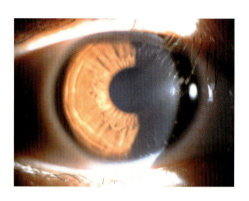

图 4-4-4　用药 1 周后裂隙灯显微镜下
显示角膜上皮光滑

案例五　睑板腺功能障碍泪液质量差致角膜上皮反复损伤

基本信息:患者女性,12 岁,配戴角膜塑形镜 1 个月复查。患者主诉晨起摘镜时吸力大,家长表示晨起摘镜时吸棒吸镜片正中央,每次都滴完润滑液直接摘镜,等待时间较短。

裂隙灯显微镜检查:右眼鼻侧下方角膜边缘浅白色上皮干燥斑,左眼角膜上方边缘浅白色弓形损伤(图 4-5-1)。

镜片检查:镜片清洁度良好。

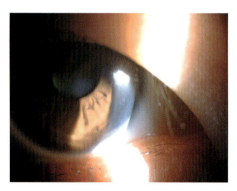
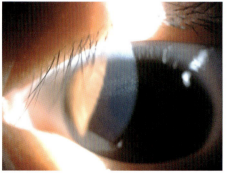

图 4-5-1　眼前节裂隙灯照相(左图为右眼,右图为左眼)

医嘱:

1. 双眼停戴角膜塑形镜 1 天。

2. 用药 0.1% 玻璃酸钠滴眼液点眼,每日 4 次,1 周复查。

3. 摘镜操作的再次指导。

配戴角膜塑形镜 1 周后复查:主诉无不适。

裂隙灯显微镜检查:双眼角膜透明,未发现异常。镜片配适良好。

医嘱:

1. 继续戴镜。

2. 用药 0.1% 玻璃酸钠滴眼液点眼,每日 4 次,1 个月复查。

配戴 1 个月后复查:主诉晨起左眼摘镜困难。

裂隙灯显微镜检查:左眼角膜上方边缘浅白色弓形损伤(图 4-5-2),角膜中央区上皮存在散在点染;双眼上眼睑睑板腺开口堵塞(图 4-5-3)。

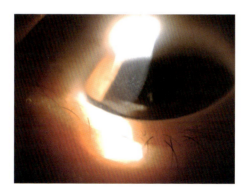

图 4-5-2 左眼角膜裂隙灯显微镜照相

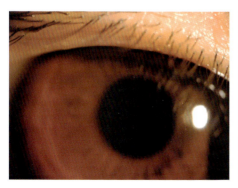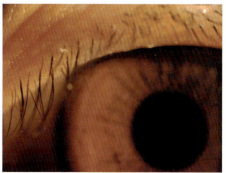

图 4-5-3 双眼睑板腺开口裂隙灯显微镜下表现
(左图为右眼,右图为左眼)

医嘱:

1. 停戴角膜塑形镜。

2. 用药 左眼人工泪液点眼,每日 3 次;双眼每晚热敷眼睑 10 分钟,妥布霉素眼用凝胶点眼,每晚 1 次,1 周复查。

用药 1 周后复查:主诉无不适。

裂隙灯显微镜检查:双眼角膜透明无异常,上眼睑睑板腺开口无堵塞,按压睑板腺分泌油脂及排出通畅(图 4-5-4)。

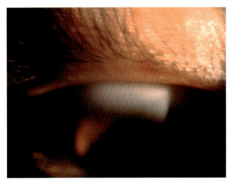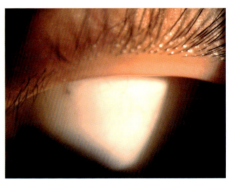

图 4-5-4 睑板腺开口裂隙灯显微镜照相
(双眼正常;左图为右眼,右图为左眼)

医嘱:

1. 继续戴角膜塑形镜。

2. 每晚戴镜前热敷眼睑 10 分钟,2 周复查。

案例启示:

1. 摘镜操作不规范可能会造成角膜损伤,在晨起镜片和角膜黏附比较紧的情况下,未充分润滑直接摘镜容易造成角膜的机械性损伤。建议泪液质量较差者使用吸棒摘镜时先用润眼液点眼,眨眼数次或用手指抵住下眼睑轻轻推动镜片,待镜片移动后再用吸棒吸镜片中周部,可减小吸力,更容易摘镜或选择徒手摘镜法进行摘镜。

2. 睑板腺功能障碍主要表现为睑板腺开口堵塞,导致泪液质和量的下降,晚上长时间戴镜后容易出现镜片和角膜黏附比较紧的情况,进而出现角膜上皮干燥或损伤。规律性热敷及眼睑按摩能有效疏通睑板腺开口,日常使用无防腐剂的玻璃酸钠滴眼液点眼能有效缓解眼表的干燥情况。

3. 本案例中角膜出现弓形上皮损伤,此时需要评估镜片配适是否过紧,排除由于镜片配适紧造成的角膜损伤。若镜片配适良好依旧摘镜困难,应考虑泪液质和量存在问题。

69